# 性健康
# 有问必答

XINGJIANKANG
YOUWENBIDA

徐晓阳　吴宗辉　主编

西南师范大学出版社
国家一级出版社　全国百佳图书出版单位

**图书在版编目（CIP）数据**

性健康有问必答 / 徐晓阳，吴宗辉主编. — 重庆：
西南师范大学出版社，2017.12
ISBN 978-7-5621-9150-6

Ⅰ.①性… Ⅱ.①徐…②吴… Ⅲ.①性知识–问题
解答 Ⅳ.①R167-44

中国版本图书馆CIP数据核字(2018)第007055号

## 性健康有问必答

徐晓阳　吴宗辉　主编

责任编辑：翟腾飞
装帧设计：🔲 闽江文化
排　　版：重庆大雅数码印刷有限公司·瞿勤
出版发行：西南师范大学出版社
网　　址：www.xscbs.com
地　　址：重庆市北碚区天生路2号
邮　　编：400715
电　　话：023-68868624
印　　刷：重庆长虹印务有限公司
幅面尺寸：158 mm × 228 mm
印　　张：16.75
字　　数：203千字
版　　次：2018年8月 第1版
印　　次：2018年8月 第1次印刷
书　　号：ISBN 978-7-5621-9150-6
定　　价：36.00元

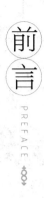

前言

PREFACE

《礼记》中说："饮食男女，人之大欲存焉。"说的是人生不离两件大事：饮食、男女，即食欲和性欲。性，给生活带来欢愉，维系家庭关系的稳定，是人类繁衍不息的源泉。

然而长期以来受封建思想的影响和严重束缚，在我国，"性"常常被人们视作"禁区"，人们对有关"性"的话题极为敏感，或谈性色变，或讳莫如深、避之不谈，致使在相当长的一段历史时期内，我国的性学发展举步维艰，性教育更是一度成为空白。当今虽有地区开展了学校性教育工作，也多为试点，且备受争议，更多的学校则采取放任自流的态度，实际上是在回避问题。事实上，对性的回避不能纠正人们对性的各种错误认识，青少年的很多性知识谬误在成年乃至婚后仍然存在，更无法避免各种性问题的发生。

本书以婴幼儿期到成年再至老年期各个年龄层次人们的性健康问题为线索，讲述了性生理、性心理、性伦理、性罪错、性法制以及避孕与优生、性自我保护、疾病与性等方面的知识。希望本书能及时解决人们的性关切和性焦虑，并成为在面临新的性挑战时的负责任的、符合新世纪性道德水准的参考书。

《性健康有问必答》是针对广大人民群众的性健康知识科普书籍，具有以下三个方面的特点。

第一，读者年龄的延展性。从出生到死亡贯穿终身都需要性教育，目前市场上的性健康读本多针对青少年，而成年人这个更大的群体缺乏科学、有效的知识来源。本书介绍了从儿童、青春期、新婚期、中年到老年期等各个时期常见的性问题，疾病、药物、生活方式等对性的影响，以及性传播疾病的防治措施，符合各年龄层次人群的性健康知识需要。

第二，读本的科学性。在当今时代里，人们获取信息十分便捷，但内容良莠不齐，没有一定专业知识的人们往往缺乏辨别能力，易被误导，因此读本的科学性非常重要。当今知识更新迅速，我们深深体会到只有与时俱进、不断创新，才能切实抓好性教育工作，而不是把它当成权宜之计或只做表面文章。

第三，读本的科普性和创新性。本书是面向没有医学基础的广大群众，因此读本深入浅出，通俗易懂，有较强的说服力和感染力。我们以读者喜闻乐见的问答形式，结合案例和故事，理论与实践相结合，配合漫画，编撰出一本"立足于科，着眼于普；动之以情，晓之以理；文字优美，图文并茂；权威专业，浅显易懂"的能使公众易于并乐于接受的科普读物。

本书可作为家庭中成年人提升自身生活质量、维持家庭和谐幸福的教育读本，也可作为各级教师、医生、心理咨询师和专家学者的工作参考书。

重庆市性学会是在重庆市科学技术委员会领导下，由重庆医科大学、西南大学、陆军军医大学、四川美术学院等院校性医学研究者组成的学术性团体。学会本着"以人文关怀为信仰、以临床实践为根基、以公益为导向、秉承严谨的治学精神"，旨在更好地为大众谋"性"福、促进中国性健康学科的科学发展。学会自 2003 年成立以来，在针对广大群众的性健康、性教育工作中一直不懈努力。

　　借此机会由衷感谢从事性科学以及健康教育领域的专业人员，正是他们在这一领域披荆斩棘、不辞辛苦，用严谨的学风和渊博的知识促进性健康教育的不断发展。本书虽已付梓，但难免存在问题和不足，期待和欢迎各位读者批评与指正。

徐晓阳

2018 年 6 月

# 目录
CONTENTS

## 十、环境、营养、生活方式与性健康

## 十一、性传播疾病

# 二

## 儿童（婴幼儿）的
## 性问题

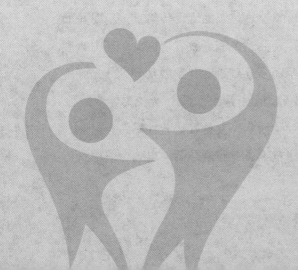

# （一）
# 婴儿那些事

**1. 哺乳期妈妈服用避孕药是否会促使婴儿性早熟？**

### 小困惑？

我已经吃过避孕药，然后又给宝宝喂奶，后来听说哺乳期服用避孕药对宝宝有害，是真的吗？宝宝会性早熟吗？

### 专家释疑

在哺乳期，母亲大多会忽视一些问题，服用一些含有雌激素的药物或食品，这些成分可以通过妈妈的乳汁传给宝宝。婴儿如果食用了含雌激素的食品或药品，可能导致乳房增大。其中，避孕药是最严重的一种。避孕药多含雌激素和孕激素等成分，服用后抑制排卵，以达到避孕效果。但对于婴儿来说，无论男婴、女婴，通过乳汁摄入过多雌激素、孕激素，会诱发婴儿性早熟。因此，特别提醒哺乳期的妈妈，尽量不要口服避孕药，也减少或尽量不使用化妆品，尤其是含有激素或者是重金属的化妆品。

同样，哺乳期妈妈还应该注意以下问题：

油炸食物、脂肪高的食物。这类食物不易消化，而且油炸食物在油炸过程中营养已损失很多。哺乳期妈妈因消化力较弱，在哺乳期吃了这类食物对健康不利。

韭菜、麦芽水、人参等食物。这类食物会抑制乳汁分泌，导致母乳供给不足。

酒和香烟。少量的酒可促进乳汁分泌，对宝宝亦无影响；过量饮酒则会抑制乳汁分泌，也会影响子宫收缩，故应酌量少饮或不饮。严禁吸烟，如果妈妈在喂奶期间仍吸烟的话，尼古丁会很快出现在乳汁当中并被婴儿吸收。研究显示，尼古丁对婴儿的呼吸道有不良影响，并且母亲吸烟会导致孩子患急性或慢性中耳炎的可能性增加。

冷饭。冷饭易损伤脾胃，从而影响消化功能，还可造成腹泻。中医认为"热行寒滞"，生冷之物易致瘀血滞留，而引起产后腹痛、恶露不行等疾病。

腌制的肉、鱼。一般成人每天的食盐量为 4.5 ~ 9 克，根据平时习惯，不要忌食盐，也不要过量。哺乳期妈妈食盐过多，会加重肾脏的负担，对肾不利，也会使血压增高，故在哺乳期饮食要清淡，对妈妈自身健康有利，也对奶水质量大有好处。

药物。对哺乳期妈妈来说，虽然大部分药物在一般剂量下，都不会让宝宝受到影响，但仍建议哺乳妈妈在自行服药前，要主动告诉医生自己正在哺乳的情况，以便医生开出适合服用的药物，并选择药效持续时间较短的药物，从而使乳汁中的药量最少。

## 2.男宝宝5个月大，阴囊空瘪是怎么回事?

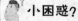

**小困惑?**

我的宝宝已经有5个月大了。我有天在给孩子洗澡的时候，发现孩子的阴囊是空瘪的，摸不到里面的东西。孩子是怎么了？不会有什么病吧？

### 专家释疑

男婴阴囊是否空瘪，睾丸是否已降入阴囊，这是很容易被家长忽视的问题。一般来说，宝宝在母亲肚子里的时候，睾丸是在胎儿的腹腔中。怀孕9个月左右，睾丸可降入阴囊内。当新生儿出生后，可在男婴的阴囊内触摸到两个花生粒大小的东西，即睾丸。

我们把男婴出生后单侧或双侧睾丸未降至阴囊而停留在其正常下降过程中的任何一处的现象称作隐睾。你的宝宝已经5个月大了，现在阴囊是空瘪的，应该是隐睾症。家长应该重视。隐睾症应该什么时候治疗，这是很多家长比较关心的一个问题。隐睾症的最佳治疗时间是2岁之前。家长应及时发现，到医院做相关检查确诊后，尽早治疗。

时间是治疗隐睾症的关键，早发现、早治疗，效果也就越好。部分患儿在出生1~2个月可逐渐自行恢复。一般出生后6个月睾丸仍未下降，则之后自行下降的可能性很小。如果出生后10个月仍未下降，则应开始进行相关治疗。如果患隐睾症2岁后仍然没有发现，这时的治疗成功率几乎为零了。

睾丸需要在一个比体温低2℃的环境中生存，如果睾丸长时间在腹腔这种相对高温的环境中隐蔽，会造成睾丸明显萎缩，阻碍精子生成而致成人后生育能力下降或丧失。

目前，对于隐睾症主要采用激素治疗法和睾丸固定术。激素治疗法是使用绒毛膜促性腺激素或促性腺激素释放激素来治疗，通过调节下丘脑—垂体—睾丸这条内分泌轴，促使睾丸下降；睾丸固定术是通过手术将睾丸固定在阴囊内。如果激素治疗无效则应采用手术治疗。

## 3. 宝宝什么时候断奶最好？

### 小困惑？

我今年26岁，第一次生宝宝，很多事都不懂。我家宝宝快7个月了，牙齿已经长出来2颗了，喂奶的时候咬得我很痛，我想给宝宝断奶。宝宝的最佳断奶时间是什么时候？

### 专家释疑

医建议，宝宝出生后的前6个月只进行母乳喂养，然后母乳搭配固体食物喂养到1周岁，不过如果条件允许，宝宝也愿意，哺乳期可适当延长。弗洛伊德将0~18个月这个时期称为"口欲期"，指的是在这个时期婴儿主要动欲区是口腔。口腔活动如吸吮、吞咽、咀嚼等，不仅满足了婴儿饥饿时的需要，而且这些活动本身也提高了性快感。如果过早断奶，孩子成人后可能会沉溺于和口腔有关的活动，比如咬指甲、酗酒、抽烟等行为。若断奶过迟，宝宝长大后可能会有呕吐、厌食的症状。

另外，婴儿在 6 个月时，母乳的营养不能完全满足这时段婴儿的成长需求，须添加辅食。随后，到了 12 个月以上可考虑断奶，逐步采取辅食替代母乳喂养。这个过程中应注意，辅食的量应由少至多，质应由稀烂到干稠。

对于喂奶时婴儿咬乳头的现象，是有办法的。哺乳时，你把整个乳房的乳晕都塞入婴儿的口腔，不让他（她）的口腔除有吸吮外的其他动作。切勿在婴儿不饿的时候把乳房给他（她）吮吸玩耍。

###  4. 男宝宝发生阴茎勃起正常吗？

**小困惑?**

儿子才 1 岁，夜间有几次勃起，正常吗？

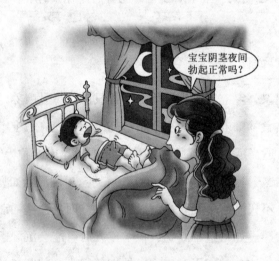

宝宝阴茎夜间勃起正常吗？

**专家释疑**

幼儿的阴茎也会经常勃起，有些家长为了解决孩子阴茎勃起的问题，甚至带孩子去医院看病，担心孩子是否性早熟。其实，小男孩儿的阴茎勃起大多为局部刺激所致，是一种正常的生理现象，家长不必紧张。阴茎勃起可分为精神性勃起和反射性勃起。儿童阴茎勃起多为反射性勃起，是由于阴茎局部的灼热、充血以及膀胱充盈等刺激所致。常见于以下情况：

在幼儿睡眠中若膀胱积尿较多时，刺激局部就会出现阴茎勃起。有经验的母亲一见，就知道孩子要小便了，此时叫醒孩子小便，准能见到孩子排出大量的尿液。

孩子睡眠时下半身盖被太暖和，造成阴茎部位充血，阴茎也会勃起。临睡时，用较热的水洗过脚或会阴部，尤其是阴茎部位，造成阴茎局部充血，在孩子入睡之后，阴茎也容易勃起。孩子穿紧身内裤，阴茎和阴囊被紧紧地包裹在里边，不仅局部温暖，而且局部的刺激也易诱发阴茎的勃起。故孩子睡眠时，铺盖以孩子不出汗为宜，切勿太过保暖。日常穿着也以透气宽松为宜。

## 5. 母婴同浴好还是不好？

**小困惑？**

陈女士经常喜欢与宝宝泡在一个浴盆里洗澡，和宝宝一起玩耍，她说这是早教专家说的亲子活动，这样做对吗？

专家释疑

　　医学专家表示，"母婴同浴"容易将成人的一些疾病传染给宝宝，并不值得提倡。如果母亲有沙眼、皮肤病或妇科疾病等问题，完全可能通过同浴的方式传播给孩子。即使沐浴液中有消毒成分，也无法避免上述情况的发生。亲子活动方式有很多，但从医学角度讲，不建议成人和孩子同浴。

　　如果想增加母亲和宝宝之间的亲密度，可以多进行一些游戏，多增加语言动作的交流，包括与孩子一起参加夏令营，一起做手工，方式很多，不一定非要选择同浴的方式。

# （二）

# 幼儿性意识

## 1. 怎样对待幼儿玩弄生殖器？

### 小困惑？

　　我家孩子还不到 2 岁，所以给他穿的开裆裤。但穿开裆裤给他玩弄他的生殖器带来了方便，他经常玩弄自己的"小鸡鸡"。我时常打骂他，教育他不要玩弄那个，但是他的手很自然地就放到那里去了。我该怎么教育？

### 专家释疑

　　幼儿玩弄生殖器这一现象是普遍的，也是正常的，父母不必为此过分焦虑、担忧。一般几个月到几岁的小孩都会有玩弄生殖器的现象，在大多数父母看来，这就是手淫。这样的说法是正确的，但是父母们的思想不完全正确。这时的幼儿只是单纯地感觉到用手触碰到自己生殖器时，会有一种比触摸到其他地方更舒爽的感觉，既无成年人的性意识，也无性交意愿，更没有成年人射精等性生理反应，所以绝非成人的性自慰。

要知道，手淫是人类正常的性经验。假如幼儿的手淫没有影响到正常生活，强迫孩子戒除不是最佳选择。但是要告诉他们这是件私事，不要在公共场所做。此外，当得知孩子手淫时候，一定不要贴上"肮脏、下流、可耻、丑恶"等标签。

父母看见自己的孩子玩弄生殖器的时候，应该注意：第一，不要严厉斥责，应平和指引，2岁左右尝试不穿开裆裤；第二，转移注意力，用其他的玩具或游戏转移孩子的注意力，使其自己放弃玩弄生殖器；第三，注意卫生，生殖器的卫生状况关系到生殖器的健康，因此应做好孩子手和外生殖器的卫生。

## 2. 我为什么不能站着尿尿？

**小困惑？**

我的女儿快满3岁了，她很乖巧，在我们家长的教导下，平时她都是蹲着尿尿的。有一天她说哥哥们都是站着尿尿的，为什么我要蹲着？我该怎么向她解释？

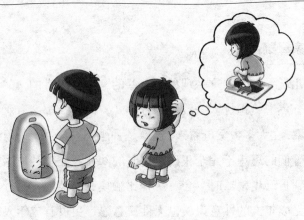

**专家释疑**

1~3 岁为孩子动作的发展时期，这一时期的孩子会通过自己的眼睛观察外界事物、行为等，并将观察到的行为反馈到自己的身体加以模仿。另外，在弗洛伊德性心理发展的 5 个阶段中，1~3 岁为"肛欲期"，排泄机能成为幼儿快感的主要目标。1~3 岁也是孩子性别概念发展的关键时期。对于这个时期的孩子，家长应该注重引导。大多数的家长容易忽视这个时期孩子的一些行为，对于孩子的一些问题选择回避或搪塞，这会给孩子今后的性取向及性心理发育带来一些不良影响。幼儿期的孩子对于男女性别角色并不清楚，所以才会问出这样的问题。那么对于这么一个对世间什么事情都很好奇，但又对这个世界缺乏认知的小孩，应该怎样向她解释呢？

家长可以给孩子简单地叙说男生与女生生理结构的区别，男女生的排泄器官的不同，让孩子能够以一种科学的态度看待这种不同。一个最简单的说法就是男生站着尿尿不会把裤子弄湿，而女生站着尿尿会弄脏自己的裤子。作为一个女生，应该懂得文明，应该温文尔雅，如果女生站着尿尿，会把自己的裤子弄得又脏又臭，这样的话，其他的小朋友就会笑话她，就不愿意和她玩耍。

等到孩子再大几岁的时候，再给孩子一步一步地解说男女生的不同之处。家长从小就给孩子讲解性问题是有必要的，让孩子以一种科学的态度接受性知识，带领孩子走上一条正确、健康的性道路。

## 3. 应该什么时候和宝宝分开睡?

### 小困惑?

我家儿子已经 2 岁了,自从生下来到现在就一直是和我们睡一张床。孩子什么时候和家长分床睡为宜?

### 专家释疑

有条件的情况下,孩子 3 岁左右可以考虑分床睡。3 岁以前的孩子对于自己的大小便还不能控制,仍有尿床的现象。如果和孩子分床睡,父母应时常起床照看孩子。3 岁左右的孩子已经开始能分清自己是男孩还是女孩了。著名的精神分析学家弗洛伊德,把孩童的 3~6 岁时期称为生殖器期。这个时期的孩子变得依恋于父母的异性一方,男孩出现恋母情结,女孩出现恋父情结。如果 3 岁以后还长时间与父母同床睡觉,会助长孩子滋生恋母或恋父情结,易致孩子日后形成性心理障碍。

孩子单独睡时,睡前应注意观察孩子的情绪。3 岁的孩子基本上能听懂大人讲话,给孩子讲清楚单独睡的好处,让他从小养成独立生活的习惯。刚开始独睡时,入睡前多加安抚,夜间常去照料。

与孩子分床睡,不但可以培养孩子独立生活的能力,还能给夫妻之间留下更多的私人空间。

## 4. 家长什么时候应该注意个人隐私部位的保密，避免裸露？

### 小困惑？

女儿已经 3 岁了，老公在浴室洗澡要我帮忙搓背时，女儿也要进去，我该不该让她进去？家长什么时候应该注意个人隐私部位的保密，避免小孩看到？

### 专家释疑

首先，如何做选择应该看每个人的家庭氛围，大家是否看重这个问题，顺其自然就好。孩子看到了你没穿衣服，并不会对他（她）造成任何伤害。孩子天生就对自己和别人的身体感到好奇，好奇的对象包括父母在内。因此他们看到后，除了能增进对人体的认识外，也能根据所看见的父母的身体，预知自己日后的发育情形。若父母觉得，偶尔让孩子在浴室或卧室中看到自己裸体是件很自然的事，同时这也已经成为日常生活中的一部分，那么孩子确实能经此不矫揉造作的方式得到"人体是美好的"的信息。

为防止父母有过于强烈的反应，也避免使从未见过双亲裸体的孩子产生困惑，大部分的性教育学家认为：一般家庭在平时最好别太注重服装是否整齐。因为假如孩子常能看到成人的躯体，届时比较不易引起观念上的偏差或过度惊讶。孩子在无意间瞥见你裸露身体时，你的反应对孩子的影响尤其深远。如果他（她）平常很少看到你裸体，无意中撞见时，你愈生气，孩子对你当时的反应愈难以忘怀。于是孩子将会认定，自己一定做错了事，同时也认为裸露自己是件坏事。如此一来，可能造成他（她）日后对性持犹豫不决的态度。

总之，随着孩子渐渐长大，逐渐教孩子们注意保护隐私部位，从衣服、玩具、生活起居告诉孩子男女有别，在异性面前必须保护好自己，公共场合要去不一样的卫生间，不在他人面前裸露身体。孩子自身也会意识到要对自己隐私部位的保密，自己换衣服时要求别人不要看，家长顺其自然注意起来就好了。

# （三）

# 儿童性好奇

## 1. 我是从哪里来的?

### 小困惑?

我的儿子5岁了，他经常问我:"我到底是怎么来的，电视上的孙悟空是从石头缝里面蹦出来的，我也是吗?"我有时候就随便搪塞他一下，但他经常问我，我也不知道该怎么回答。

### 专家释疑

每个孩子都会对自己的来历抱有疑问，当孩子问父母这个问题时，我们只要正面回答，孩子就会渐渐接受，不会怀疑并经常问。

孩子来到这个世界上经过了一系列复杂的过程:当2个成年的相爱的男女在一起进行性生活时，男性的精液进入女性的阴道，精液中的精子就由子宫进入女性的输卵管;如果在前后2天内女性的卵巢正好排出了卵子，并且卵子已经移动到了输卵管，那精子与卵子就会结合变成受精卵；受精卵一边分裂一边向子宫移动，一般3天到达子宫腔后慢慢变成胚胎，再慢慢发育成具有各个系统的完整的胎儿，通常经过8~9个月后胎儿成熟；大多数孩子借助母体子宫有节律地收缩，能够顺利地通过宫颈和阴道来到这世界上。但是有少数孩子由于母体或胎儿自身的一些不利于正常通过阴道生产的原因，只好人为地剖腹把他们从母亲子宫里取出来（即剖宫产）。

所以，每一个宝宝都是妈妈怀胎十月辛苦生下来的，孩子要么是通过妈妈阴道生出来的，要么是在妈妈腹部开刀取出来的，绝对不是猴子变的或从石头缝里蹦出来的。父母可以借助绘本、视频等，轻松简单地给孩子上生动有趣的一课，让孩子明白母亲怀胎的不容易。

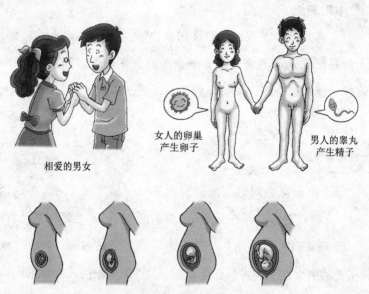

相爱的男女

女人的卵巢产生卵子

男人的睾丸产生精子

精子和卵子结合形成受精卵，在子宫发育成胚胎

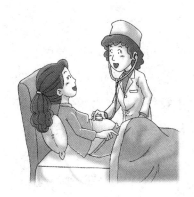

十月怀胎

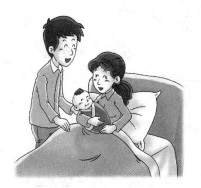

顺产（或剖宫产），来到世界

 **2.女孩清洗屁股时将手指伸进阴道，正确吗？到底该如何洗？**

 **小困惑?**

女儿4岁了，渐渐开始自己洗澡，应该教她怎么清洗屁股呢？

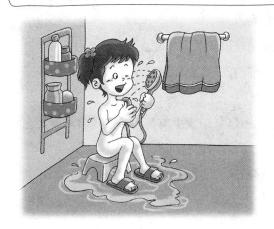

经常洗澡，清洗外阴

金属盆

洗澡专用毛巾

棉内裤

**专家释疑**

　　小女孩应该每天清洗外阴。女性的外生殖器不同于男性，阴道口与尿道口、肛门位置临近，易受到尿液、粪便的污染，滋生病菌。说是洗屁屁，其实是洗外阴。女性一般是用温清水（一定要干净）轻轻搓揉擦洗，建议每天1次。不能将手指伸入阴道，这样容易损坏处女膜。

　　医生认为清水完全能达到清洁外阴的目的。您需要注意以下几点：

　　（1）给孩子清洗外阴的盆和毛巾一定要专用，不应再有其他用途。

　　（2）使用的盆最好为金属质地，以便加热洗涤用水，应将毛巾放入水中，将水加热至沸腾，晾凉至40 ℃左右再使用。这样做能将自来水、毛巾和水盆上的细菌彻底杀灭。不要一半热水一半凉水。

　　（3）不要使用肥皂等为女孩子清洗外阴，水温也不要过高。

　　如果孩子经常搔抓皮肤，可能的原因有：湿疹、蛲虫、皮肤干燥等。建议去医院看病。

　　对于女孩的阴部保健应该注意以下几点：

　　（1）女孩子尽量不穿开裆裤，如果孩子还不能控制大小便，应给孩子用尿布或纸尿裤，并注意经常更换。

　　（2）每次大便后，擦拭肛门应由前至后，避免将粪便等污物带至外阴，有条件的应做到及时清洗。

　　（3）内裤应为纯棉质地，以免引起外阴过敏瘙痒。

　　（4）如果孩子有蛲虫，应及时吃驱虫药，以免发生由蛲虫引起的外阴瘙痒和红肿。

　　（5）对已经感染炎症的幼儿，应及时就医。

## 3.4 岁小女孩反复摩擦外阴，是不是性早熟了？

 **小困惑?**

我家 4 岁女儿经常反复在凳子上、沙发上或交叉双腿摩擦外阴，有时候摩擦得脸部发红，大汗淋漓，她自己做完后就很轻松的样子，她是不是性早熟了？

### 专家释疑

著名的精神分析学家弗洛伊德将孩童的 3~6 岁时期称为生殖器期，就是说这个时期的孩童通过刺激性器官来获得快感，并且有恋母情结或恋父情结，这是一个非常容易被家长忽视的阶段，也是一个非常重要的心理发展阶段。父母无意识的某些行为或言语都会对孩子产生非常重要的影响，孩子成人后的许多人格特点和行为模式都形成于此阶段。部分孩子在 3~6 岁便经常摸自己阴部，男孩常常是直接摸自己的"小鸡鸡"；而女孩往往就表现为反复在凳子上、沙发上或交叉双腿摩擦外阴，俗称"夹腿综合征"。他们这样做的时候，大多数面露笑容，很陶醉的样子。这也是一种自慰行为。

部分是生理上的问题，如阴部皮炎或寄生虫导致的瘙痒，铅中毒导致的感觉过敏等；部分是孤独、无聊、紧张时下意识的自慰行为，但不是性早熟。对于生理上的问题要针对性地就医，用药物改善；对于自慰行为，只要采取转移孩子注意力的方法，比如让孩子看喜欢的动画片、玩玩具、做游戏等，这种情况一般就会逐渐减少。父母应减少孩子独处的时间，培养孩子的兴趣。父母一定不能去强行拉开，不能指责，更不能打骂，否则就会让孩子要么更频繁地自慰，要么产生恐惧等负面心理而影响正常性发育。孩子的模仿能力很强，作为家长，在孩子面前的言行要注意，不经意的言语行为就会影响到孩子。

##  4. 女孩为什么没有"小鸡鸡"?

**小困惑?**

我的女儿今年才5岁，那天她好奇地跑来问我："为什么姨妈家小弟弟身上有'小鸡鸡'，我却没有呢? 是不是我不乖被割掉了? 我还可以长起来吗? "天啊，我的女儿还这么小，我该怎么回答她?

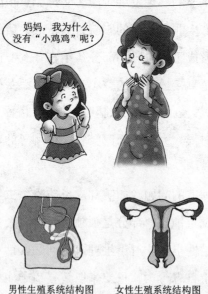

> 妈妈，我为什么没有"小鸡鸡"呢?

男性生殖系统结构图　　女性生殖系统结构图

作为家长，首先自己应该弄清这是怎么一回事，只有自己详细知道了这其中的真正缘由，才能更好地给孩子解释说明。一味地躲避和搪塞孩子的这些提问，反而会增加他们的好奇心。随着网络、智能手机的普及，孩子会接触各种广告、漫画、影视剧，入幼儿园后还有其他孩子带来的各种信息，作为家长，回避只能让孩子从更多不正常的途径去学习一些不正确的东西。家长应该让孩子知道在胚胎形成后由于受染色体和性激素等的影响，人最终发育成男人和女人这两种不同性别的人。男女在性系统的生物学方面（即生理结构上）有很大的不同。

男性生殖系统在生理结构上比较简单，主要包括阴茎、睾丸、附睾、精囊和输精管等。其中阴茎即小弟弟身上的"小鸡鸡"，是性交器官和输送精液的器官。睾丸是产生精液并分泌雄激素等的器官。

女性生殖系统生理结构相对较复杂，包括外生殖器（女性生殖器官的外露部分）和内生殖器。外生殖器又称外阴，由阴阜、大阴唇、小阴唇、阴蒂和阴道前庭组成。内生殖器包括阴道（是性交器官，也是月经血排出及胎儿娩出的通道）、子宫（是孕育胚胎、胎儿和产生月经的器官）、输卵管（是精子和卵子相遇受精的场所，也是向宫腔运送受精卵的通道）、卵巢（有产生卵子并排卵的生殖功能和产生性激素的内分泌功能等）。

所以可以告诉您的孩子，女孩没有"小鸡鸡"，但是有男孩没有的能够养育小宝宝的子宫、阴道等。

**5.孩子阴茎短小是不是病？会影响他将来的生育能力吗？**

**小困惑?**

我儿子 9 岁，我发现他的"小鸡鸡"比其他同龄孩子小得多，而且身体长那么高了那么重了，"小鸡鸡"却一点都没有长，是不是有问题呀？会影响他将来的生育能力吗？

**专家释疑**

儿童外生殖器发育的正常规律是，阴茎在儿童时期前面阶段几乎没有什么变化，直到青春期到来之时（一般 12~14 岁）阴茎才开始逐步长大至成人大小。生育能力主要与睾丸等有关，与阴茎大小没有直接关系，所以阴茎就是小也不会影响生育能力。但是阴茎如果太小或有畸形，一定要及时发现、及时治疗，不然会影响将来的性生活质量。

最常见的儿童阴茎结构异常有：包茎、隐匿性阴茎、尿道口下裂等。孩子阴茎如果有异常，要及时到泌尿外科进行诊断，必要时可采取手术治疗。如果孩子过于肥胖，阴部皮下脂肪太厚就会把阴茎埋在脂肪里面，造成阴茎短小的假象。只要以后肥胖改善，阴茎就会较长地显露出来。

## 6. 女孩被男孩亲吻拥抱后，女孩十分焦虑——"我怀了小宝宝"？

### 小困惑？

我家女儿6岁，前两天显得特别焦虑，不愿意上幼儿园。经过我耐心询问，她竟然说她肚子里有小宝宝。原来是在幼儿园里，班上的一个男生亲了她一下，她担心自己肚子里有小宝宝。我该怎么向我的女儿解释呢？

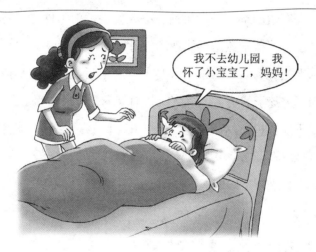

我不去幼儿园，我怀了小宝宝了，妈妈！

### 专家释疑

现在孩子由于家庭在识字等文化方面的教育更多更早，使孩子们较前辈们更聪明。但是在性教育方面，家庭乃至整个社会都还处于相对落后的阶段，甚至没有教育或是错误教育。因此，孩子们对于性系统方面的知识往往都是通过对现实中周围人们和影视中人物的表现进行自我观察、模仿、总结习得的。如果不在早期进行正确的性教育，孩子就会形成错误的性观念。

女孩也许在电视电影中看见的孩子出生和发育的大致过程如下：相爱的男女之间亲吻—拥抱—女孩怀孕（大肚子）—女人痛苦地生下孩子。从而她得出结论：女孩被男孩亲了脸就会怀上小宝宝和女人生小宝宝都会非常痛苦这两个错误的性观念。所以，她被男同学亲脸后就认为怀孕了，想到生孩子很痛苦就讨厌和恐惧男生了。

其实，一个女性要怀上小孩至少要具有最基本的两个条件：首先是女性自己要性发育成熟（已经来月经）；其次，要与男性发生了没有避孕措施的性生活。故在发生类似事件时，要正确地引导孩子。若孩子还是不能理解，可以这样告诉孩子："你长成大人以后会遇到喜欢的男孩子并与他一起生活，这时候女孩子的卵子遇到了男孩子的精子，才会怀孕,而电视剧里演的都是大人的事，小朋友不能够模仿。"要是男孩子就告诉他："遇到喜欢的小朋友就友好地一起玩耍，不能欺负女孩子，要保护女孩子。"小朋友一起玩耍，大方友好地握手、拥抱，不要害羞更不要害怕。

 **7. 爸爸为什么要欺负妈妈？**

 **小困惑？**

我和先生进行性生活后，意外地发现 4 岁的女儿站在房间里,目不转睛地盯着我们，我不知道女儿到底在房间里待了多久，看到了什么。但女儿似乎是被吓着了,回到自己的卧室怯怯地问："爸爸为什么要欺负妈妈？"

**专家释疑**

不少父母都遭遇过如此尴尬的场面，区别在于有的在孩子进入房间的那一瞬间迅速做出反应，及时进行了遮掩；有的则沉浸其中，让孩子看到了"重要章节或全貌"，没有挽回的余地。遇到这种情况，我们应该怎么办？四五岁的孩子会直观地认为爸爸和妈妈在打架，或者爸爸在欺负妈妈；也许，他还会由此虚构出各种各样发生在你们卧室里的可怕的事情。这需要你们纠正他的想法，给孩子一个父母之间表达爱的概念。你可以说："实际上爸爸妈妈是在拥抱，表示我们彼此爱对方，就像我们爱你拥抱你一样。这时候我们希望单独在一起，不被任何人打扰，包括宝贝你。所以，下次我们卧室的门关着时，你别冒失地闯进来。务必先敲门，等我们答应了再进来。"让孩子学会尊重别人的隐私，在家里也不例外。

六七岁的孩子能说出诸如结婚、接吻一类的词，但并不理解真正的含义。当他们目睹父母做爱的场面时，或许能朦胧地觉得爸爸妈妈是在表示友好，就像电视上的人表示亲密一样，但不理解爸爸妈妈为何不穿衣服。如果孩子有这样的疑问，我们最好对孩子说："有时候，爸爸和妈妈裸着身子躺在一起觉得很舒服。当然，只有彼此相爱的大人们才可以这样做，孩子是不能模仿的，因为小孩的身体还没有发育完全，不能够做类似的事。"让他明白这是成人的行为。

## 8. 如何看待孩子触碰异性生殖器?

### 小困惑?

我儿子今年5岁半,上幼儿园。老师说最近他上课摸小女生的屁股,大家都不愿和他坐了。在家和同伴玩又没发现他出过这样的问题,想问问为什么他会这么做,可以用什么方法来纠正他的这种不良行为?

### 专家释疑

孩子这样做可能是受到影视或漫画作品的影响,当他摸女生时,女生会有害怕或气恼的情绪,这会刺激孩子继续他的恶作剧。孩子还小,家长不要把这个问题当成是孩子的道德品行问题予以过于严厉的指责,这样会使孩子产生罪恶感从而丧失自信,不利于解决问题。家长要告知孩子这种行为是不好的,不受小朋友和父母喜欢的,如果孩子坚持这样做就没有人再愿意和他玩了。然后给他立下处罚的规矩,如下次老师和小朋友再为此事告状就不给他买最爱的玩具或不许他出去玩,阻止孩子做他最爱的事情作为不良结果的惩罚往往可以收到好的效果。

其次,家长应该做正确的引导而不是责备孩子,以免孩子拒绝和父母交流、叛逆,进而引发更严重的后果。孩子对异性的兴趣大多出于对性的无知,这让他们禁不住去探索,家长应该提早了解孩子的想法,适时进行性教育,确保孩子正确认识性。

# 二

## 青春期的性问题

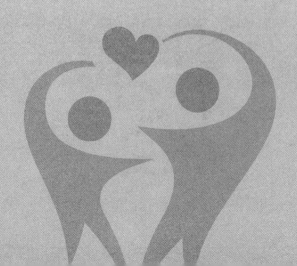

# 女生青春期羞羞事

 **1. 怎么知道我是不是进入了青春期？**

**小困惑一？**

今年我读初二，最近发现自己腋毛渐渐多了，夏天穿衣一点都不方便；另外，生殖器周围也有毛发。这些毛发让我感觉自己全身好脏！怎样才能阻止这些毛发生长呢？以前都没有，现在为什么就长起来了呢？

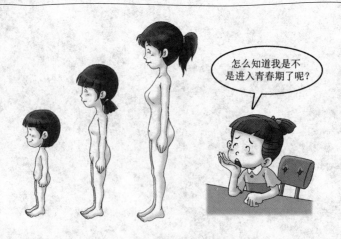

怎么知道我是不是进入青春期了呢？

**专家释疑**

按你的年龄推断应该是进入了青春期，青春期是由儿童发育到成人的一段快速发展期。青春期最突出的特点是性发育，包括第一、第二性征的发育。女性第二性征的发育主要指乳房、阴毛和腋毛的发育。乳房发育为最早出现的第二性征，平均开始于11岁，但个体差异较大。阴毛在乳房发育后半年至1年出现，腋毛的出现一般又在阴毛出现半年至一年后。女性卵泡内膜细胞和肾上腺皮质网状带细胞产生少量雄激素，适量的雄激素可刺激女性阴毛和腋毛的生长。阴毛、腋毛的有无、疏密主要取决于两个因素：一是体内肾上腺皮质所产生的雄激素的水平；二是阴部和腋窝毛囊对雄激素的敏感程度。毛发并不是多余的摆设，也并不"碍事"。它具有保持通风与减少摩擦的作用。人体阴部汗腺管较为粗大且丰富，阴毛的存在也可让生殖器官保持通风，避免太过潮湿。阴毛在性行为时可减少急速移动产生的摩擦和不适，以保护皮肤免受损伤。另外阴毛有种神秘的美感，传递着性成熟的信息，可以帮助吸引异性，唤起性兴奋，增进夫妻间的性快感。腋毛可以减少皮肤间的摩擦，同时还具有疏导汗液、降温、防菌等生理作用。所以，没有必要阻止它的生长。第二性征的出现，是人类在生长发育过程中的正常现象。我们要正确对待自己身体的变化，注意生活卫生，避免病菌的侵害；同时调整自己的情绪，健康快乐地度过青春期。

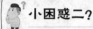

**小困惑二？**

　　我发现自己的乳房渐渐长大，总想掩饰，不想让他人发现。而且每月月经来潮特别麻烦，担心弄脏裤子被别人笑话，我讨厌自己发生这些变化。焦虑、烦躁使我不能安心学习，我感到特别苦恼。我应该怎样调整心态正确面对呢？

**专家释疑**

　　乳房发育为女生最早出现的第二性征，是女生进入青春期的第一个信号；月经初潮是女性青春期发育的重要标志。青春期在体内雌激素的影响下，女生乳腺开始发育，这时乳房内除了许多细长的乳腺管不断发育外，还积累了不少脂肪，由于乳腺组织较硬而脂肪组织较柔软，所以乳房日渐丰满隆起，而且富有弹性。女生因乳房发育而难为情、烦恼，甚至设法刻意掩饰自己的胸部，会影响乳房和胸廓的正常发育。青春期的女生要学习一些乳房发育和保健的卫生知识，正确对待正常发育过程中的生理现象，可以选用棉质抹胸、无钢圈文胸，避免青春期女生隆起的胸部透出的尴尬。女生性成熟的重要标志之一是子宫内膜周期性出血，即月经。女生在第一次行经时，常常不免有些害怕的心理，应知道月经是每个女性的正常生理现象，月经初潮时并发的腰酸、嗜睡、疲劳、乏力等不适属于正常现象，不必忧心忡忡。少女应选透气性好的合格卫生巾，同时一定要勤更换，最好2小时换1次，这样也减少了侧漏，免得弄脏裤子而烦恼。对于女生自身的性发育及性成熟的正常生理变化，家长要主动正确地引导，做好青少年的心理调适和性教育，帮助她们解开心中的疑惑，消除焦虑、紧张情绪。

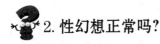

## 2. 性幻想正常吗?

我今年14岁,经常走神幻想我心仪的男生吻我、爱抚我,晚上做梦的时候也时常有异性的身影,我为我的这种行为感到很内疚,我觉得我变得邪淫了,我对不起我的父母,我该怎么办?

### 专家释疑

性幻想并不是男生的特权。多数人会认为男生性幻想是正常的,但女生有性幻想或做春梦就是一种肮脏的行为。遇到这种情况女生会难以启齿,甚至自责、内疚,也有很多女生会嘲笑她们周围女同胞们有性幻想的行为。所以,有这样经历的女生多数不愿和家长、朋友、同学分享、诉说。其实,性幻想并不是所谓的肮脏行为,适当的性幻想对于个人的身心是有益的。我们应该正确认识性幻想。

进入青春期以后,性器官逐渐发育成熟,生理的成熟牵动着性心理的成熟。女孩们幻想心仪男生或是明星偶像的亲密爱抚是正常的心理活动;晚上睡觉梦见和心仪男生或是男朋友或是明星发生性行为也是正常的,是性欲的释放,是性器官发育成熟的表现。如果进入青春期以后女孩们有这样的行为,那么首先恭喜你们,你们的性器官基本发育成熟了,女孩们也不必因此而感到内疚。但身处在这个文明的社会里,我们也有着方方面面的制约,我们不能完全随心而行,而应该掌控我们的身体和灵魂,不然,我们就回归到了原始的兽性。因此,性幻想虽是正常地释放性欲的行为,但也不宜沉溺其中而耽误学习。

那么怎样来控制我们的身体和灵魂，减少性冲动，做自己的主人呢？最直接有效的方法就是运动。打球、跑步、跳绳等体育活动可使自身的热能均衡分散全身，避免血液冲击性器官。运动也使自己的思想分散开来，减少幻想的机会。另外，尽量避免穿紧身内裤，减少对性器官的刺激。再者，多参加课外活动，使自己的生活忙碌起来，可以有助于克制情欲。不过于迷恋被窝，也是减少性冲动的有效办法。

### 小困惑二？

现实生活中，我是个保守的女孩，今年大二，我和男友约好婚前不发生性行为。可是近段时间我总是幻想和男友做爱，阴道口有时也会潮湿，尤其是月经前后，有时看到电视上面的那些情景，真的有点受不了。在男友的魅力照耀之下，我担心我会把持不住自己，对自己的坚持也越来越没有信心了，我该怎么办？

### 专家释疑

对于性器官发育成熟的青春期男女们，性心理也正在生长着，"爱"与"性"是那么的缠绵，应该如何掌控自己？我们来了解一下是什么牵引着青春期的男女们蠢蠢欲动、魂牵梦绕。

随着性器官的发育成熟，性激素也开始扮演它们的角色了。首先，应该了解的是，雄激素和雌激素在男女体内都有。然后，需要知道性欲主要由雄激素所支配。上面例子中提到月经前后的性欲较为强烈，这就是因为在女性月经期前后体内分泌的雌激素和孕激素较少，而整个月经周期中雄激素虽然分泌不多但这段时间在体内的相对比值较大，从而激发性欲。但性欲除了受雄性激素支配外，外界影响也是很大的，比如小说里面对性的细微描述，杂志上面的性感图片，影视中的亲密镜头，情人之间的亲昵话语等都会激发女性的性冲动。阴道有时潮湿是正常的，这是在性幻想、性冲动的作用下，阴道自然分泌的分泌物，不必惊慌。

在男友真诚相待、甜言蜜语的诱惑之下，在自身生理与心理的调动之下，又在这道德环境的制约之下，怎样才能把持住自己呢？（1）坚定自己的信念，正确地区分"爱"与"性"。（2）多参加课外活动，一方面可以锻炼自己，提升自己；另一方面可以让自己的生活充实起来，不再沉溺于爱情之中。（3）选择正确的时间、地点约会。尽量避免在黑灯瞎火的夜晚两人单独相处，避免挑逗话语。尽量选择在白天约会，多参加户外运动。（4）尽量少看刺激性图片和影片。

 ## 3. 如何正确看待女性手淫？

### 小困惑？

今年我刚进入高二，一些书刊、影视中常有男搂女抱、同床共枕的镜头，甚至更强刺激的裸体镜头，这激起了我的性欲。我在欲望和好奇心的驱使下拨弄性器官，抚摸大腿内侧、生殖器及乳房，养成了手淫的习惯。这让我有些担忧，担心这会影响到我以后的性生活。并且这也给我的学习造成了影响，成绩连连下降，我该怎么办？

专家释疑

　　这位同学显得有些恐慌。首先，我们应该正确看待手淫，适当的手淫是无害的甚至可以说是有益的，所以不必为了这个而懊恼、担忧甚至恐慌。手淫并非男性的特权，女性也是可以有的。但是这里需要强调的是适度，并非强调女孩子应刻意去手淫。

　　随着性器官逐渐地发育成熟，性能量需要释放。人体的皮肤是我们最大的器官，嘴唇、乳房、颈部、耳根、大腿内侧、外生殖器都是敏感性较强的器官。手淫是通过抚摸刺激这些器官以及假想异性爱抚而达到的一种性释放的解脱行为。适度的手淫可以缓解内心的性压力。但是不能沉溺其中，以免影响自己的学习或工作。对于这样的手淫行为尽量控制在2周1次或1月1次。为了尽量避免相关刺激，可以分散注意力，去做些其他有意义的事情。

## 4. 女孩怎样做好私处清洁?

 小困惑一?

　　请问几天用1次外阴清洁液为好？几天用1次内阴清洁液为好？电视上面经常打这些广告，我应该每天做这样的清洁吗？

 专家释疑

　　外阴是应该每天清洗，但正常情况下，无须用药物或清洗液清洗，只需温清水就行。在清洗外阴之前，先清洗双手，然后对外阴进行清洗工作，按大阴唇、小阴唇、阴蒂周围、阴道外口、肛门外周的顺序进行清洗。有专用毛巾的，洗完后，应注意把毛巾放到通风有阳光的地方晾晒，阳光中的紫外线能杀灭很多细菌。另外，勤换内裤、注意经期卫生也是很重要的。

至于内阴清洁，人体的阴道有"自身清洁"作用。阴道内有各种菌群相互和平生长，对阴道有保护作用。其中，乳酸菌分泌的乳酸保持了阴道的弱酸性环境，避免致病菌进入阴道滋生。如果用内阴清洁液冲洗内阴，则会破坏其自身的酸性环境，反而容易引起阴道的致病菌感染。所以，在没有异常情况之下，没有必要进行内阴清洗。如有异常，应及时去医院检查，在医生的嘱咐下使用药物或清洗液。

### 小困惑二？

我今年16岁，这段时间外阴部很痒，而且越挠越痒，还有白带增多的现象，心烦意乱的，都没法专心学习。眼看中考在即，我应该怎样治疗？

### 专家释疑

引起外阴瘙痒的原因很多，如内裤太紧、外界刺激、阴道炎症等。白带增多，可能是正常的生理现象，一般在两次月经之间（排卵期）和经前期量会稍多，但白带是透明无味的；也有可能是炎症引起，这时的白带会是渣糊状或炼乳状，有异味。外阴瘙痒这一问题，可能在很多女性身上都有过，且多数人会情不自禁去抓挠患处，这样是很不好的。一方面，容易将手上的细菌带入患处，加重痒患；另一方面，外阴部的皮肤很嫩，指甲的抓挠或指腹的摩擦易磨破外阴的表皮而加重病情。面对这样的情况，我们应尽量避免抓挠和摩擦，可以用药物或清洗液清洗，并到医院就诊。应该注意的是，勿用酒精擦洗，刺激性太强。另外，保持一个良好的心态也是很重要的，尽量分散注意力，保持心情愉悦，适当锻炼，增强抵抗力。保持身心的愉快能避免很多疾病的侵扰。

对于外阴瘙痒的问题，我们应该尽量做到预防为主。做好外阴的每日温水清洁，勤换内裤。大便后，手纸从前向后擦拭（尿道向肛门方向）。女性的尿道、阴道、肛门 3 个孔比较集中（尤其是尿道口和阴道口），而且各自分泌物可能相互污染，稍不注意就会引起炎症的发生。另外，"高温高湿"的环境是很多细菌生长繁殖的温床，所以，内裤尽量选择宽松棉质的。内裤清洗后应在通风环境好、阳光充沛的地方晾晒。

## 5. 没有阴毛怎么办?

**小困惑一?**

我总觉得那个位置长出毛来怪怪的，影响美观，可以剃掉吗? 头发可以保护头皮避免过度的阳光照射，阴毛长在那么隐蔽的地方会有什么作用呢?

**专家释疑**

阴毛是人的第二性征之一，正常情况下，男女到了青春期都会长阴毛。进入青春期的女孩会出现三个比较显著的性征变化，一是乳房增大，二是阴毛增生，三是月经来潮。进入青春期，外阴部长出稀少的阴毛，当月经来潮后，阴毛逐渐增多增厚，颜色变深，大多数女性的阴毛呈倒三角形生长，也有少数女性呈长方形生长。这个时候，某些女生可能会为此而产生不适感或羞耻感，对于下面莫名滋生的毛发感到惶恐不安。

怎样消除这些不安的念头呢？阴毛又有什么神秘的作用呢？一方面，阴毛有着普通毛发共同的作用——散热、排毒、排汗。阴毛的起始端是比较粗的毛孔，便于阴部内热量的释放，尤其是在性交过程中，内部的大量热量主要就由此排出。另一方面阴毛对女性阴阜有保护作用。在性交过程中，男女的阴毛共同保护着阴阜皮肤，避免直接摩擦，起到一个很好的缓冲作用。此外，阴毛对于细菌进入阴部或尿道起着一定的屏障作用。阴毛并不是什么无用的东西。正确认识阴毛，正确对待阴毛，做好阴毛、阴道的清洁卫生才是关键。

关于剃掉阴毛，如果是医生手术需要、有阴虱（一种传染性疾病）或是模特等特殊职业需求可以剃掉。除上面提及的特殊情况外，我们建议最好保留。

### 小困惑二？

我今年18岁了，阴毛长得很少很少，这是为什么呢？我该怎么办呢？本身长得就比较少，现在每天大概掉4到5根，很长时间了，这正常吗？阴毛的多少与性欲强弱有没有关系啊？

### 专家释疑

在其他第二性征发育正常的情况下，阴毛少是正常的，青少年朋友不必因此多虑或自卑而害怕去公共游泳池、温泉等地。毛发的生长与性激素有关。阴毛的生长主要是受到雄激素的影响。女性进入青春期，性器官逐渐成熟，肾上腺皮质和卵巢间质分泌雄激素，刺激阴毛生长。至于阴毛的多少，是因人而异的。阴毛少的女性，有可能是因为性激素分泌不足，或是因为阴部毛囊中的雄激素受体较少，敏感度较差。但对于月经周期正常，乳房发育正常的人来说，阴毛少并不影响其他（如性欲）。流传中的"白虎克夫"一说，也是无根据之说。所以，阴毛少的人，大可放心。

掉阴毛的现象，一般也属于正常的，阴毛也有一定的生长周期。过多过频繁地掉阴毛，有可能是因为体内维生素、微量元素的缺乏和内分泌失调、局部炎症引起的，建议适当补充营养，加强阴部清洁卫生。

## 6. 怎样面对性骚扰?

**小困惑?**

有次乘公交车回学校，车上人很多，特别挤。有个四十多岁的男人挤到我身后，和我贴得很紧，眼神也很怪。我试图躲开，他却紧跟过来，而且行为更加恶劣。我想反抗又怕他动粗，只好不吭声，但他的骚扰行为变本加厉，愈演愈烈。我实在忍无可忍，只有提前下车。难道就只有这样沉默吗？

**专家释疑**

《妇女权益保障法》中明确禁止对妇女实行性骚扰。性骚扰包括直接的肢体行为，或者非直接的、语言的、形体的性暗示和性挑逗，引起另一方心理上的反感、压抑和恐慌的行为。禁止以语言、文字、图像、电子信息、肢体行为等形式对妇女实施性骚扰。上面例子中的行为已构成性骚扰，是违反法律的。女性面对这样的性骚扰行为不应该选择沉默。在公交车上如果遇到这样的情况，如何避免尴尬呢？首先，受到这样的性侵害时应该立即严肃表明你的反对态度，可坚决大声地对其斥责"把你的手拿开！"，引起公众的注意。所谓做贼心虚，在这样的公共场合下，引起公众的注意，他会因为羞愧之心而自动离开。有的比较低调的或是比较害羞的女性或许不想像这样大声斥责，害怕影响自己的形象。这样的女性可以选择转移位置，如果对方还是紧跟并加倍骚扰，可用脚使劲踩对方的脚或是踢打对方的要害部位。面对公交车上的性骚扰，还可以用随身的手机拍录下过程，待下车后立即交警方处理，为民除害。其次，女性不要穿得过分暴露（尤其是夏天），这是减少性骚扰发生的很好的防范措施。

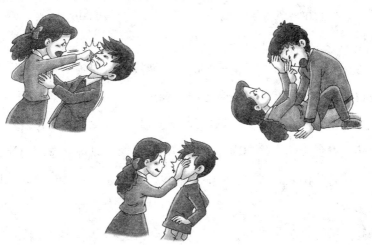

## 7. 初潮大多数在多少岁？初潮后还能长个儿吗？

**小困惑?**

我12周岁第一次来月经，妈妈一直说有点早。女孩一般几岁来月经正常啊？还有初潮后几个月了都没来第二次，我该怎么办呢？听说一旦初潮后就不会长高了，是这样吗？

**专家释疑**

少女第一次月经来潮称为月经初潮。女生月经初潮的年龄多在13~14岁，但可能早的在11~12岁，迟的15~16岁。由于地区、环境因素和生活条件的不同，个体差异可能很大。问题中提到12周岁来月经是正常的。近年研究表明，月经初潮的年龄有提前趋势，所以和父母比较可能略显早，这和孩子的营养状况有关。月经初潮时，下丘脑—垂体—卵巢轴发育不成熟，功能还不完善，因此会出现功能紊乱、不规律的现象。初潮后的几年中，月经周期间隔可达2个月或3个月，也可能间隔两周或三周频繁来潮；出血量也时多时少，经血的颜色有时也偏黑，这一般是正常的，不要顾虑太多。少女要充分认识这种月经周期不规律的现象，不要乱服药，以免影响身体健康。一般在初潮后两年以内，卵巢和神经内分泌轴逐渐发育成熟，月经自然也会规律起来。月经初潮只是表明人体发育进入了新阶段，而不意味着成熟。月经初潮发生在身高突增的后期，这时身高生长速度虽然已经减慢，但并未停止，所以月经初潮后身高还能继续增长。月经初潮意味着生长转入一个缓慢期，自此后的增长速度开始减慢。但一般月经初潮后仍可长高 4~10 厘米。只不过有些孩子可能增长多一些，而另一些孩子则可能增长得少一些。身高比较矮小的女孩，发生月经初潮后，应该抓住机遇，改善营养、创造良好的生活环境、加强锻炼，以促进身高的增长。

## 8. 痛经怎么办?

### 小困惑一?

我从 11 岁起几乎每个月月经来潮都会痛经、呕吐、拉肚子，尤其痛经特别痛苦，疼痛持续 1~2 天，这期间几乎不能进食、不能下床，严重影响了我的正常生活。有哪些治疗痛经的方法？

### 专家释疑

痛经为伴随月经的疼痛,在月经前后或行经期出现腹痛、腰酸、下腹坠痛或其他症状，严重者可出现呕吐、面色苍白、手足厥冷等，影响正常生活和工作。痛经分为原发性与继发性两种：前者指无盆腔器质性病变的痛经，多发生于初潮后的几年内；后者指因盆腔器质性病变而致的痛经。首先，要进行妇科检查排除器质性病变，如有器质性病变及时去妇科就诊，原发病得到治疗后，痛经会得到缓解。原发性痛经的病因并未完全明了，目前有几种解释，主要认为与前列腺素的合成与释放异常有关。排卵后子宫内膜合成前列腺素，其刺激子宫平滑肌收缩，平滑肌过强收缩甚至痉挛便导致痛经。由于人的胃肠道也都有平滑肌，也会受到刺激，所以有的女孩痛经时会呕吐、腹泻，这就是胃肠痉挛的表现。

原发性痛经一般在分娩后或婚后随年龄增长逐渐消失。治疗主要是缓解疼痛及其伴随症状。主要治疗方法如下：

（1）精神心理治疗。了解月经期轻度不适是生理反应，解除对月经的焦虑和恐惧心理。

（2）日常注意经期卫生。①饮食均衡，少吃生冷和辛辣食物，注意补充矿物质；②保持温暖，可用热水袋热敷腹部；③适度运动，尤其是在月经来临前夕，走路或从事其他适度的运动。

（3）药物治疗。①解痉药，如阿托品；②抑制排卵药，如避孕药；③前列腺素合成酶抑制剂，如吲哚美辛、阿司匹林；④钙拮抗剂，如硝苯地平。

**小困惑二？**

我是一名高三学生，我快来月经了，高考也快到了，而且以前有过痛经，为了不影响考试，我想推迟月经。我想问一下吃药可以吗？应该吃些什么药呢？

**专家释疑**

平时痛经，能忍受的话最好不要吃药，因为俗话说"是药三分毒"。治疗痛经主要是注意经期卫生，能缓解就不要乱服药物。但是你的经期恰恰在高考期间，而且月经来潮时你有精神和身体不适，想减少月经带来的麻烦，推迟月经的心情是可以理解的。我们知道月经来潮是由神经内分泌系统通过产生雌激素和孕激素来实现的，所以改变任何一个产生激素的环节都将引起月经期的改变。在临床实践中，医生经常推荐使用甲羟孕酮，因为甲羟孕酮可延迟子宫内膜的脱落而推迟月经的来潮。你可在下次月经来临的前5天服药，连服5天，早晚各2片。在停止服药的3~7天后月经就会到来，这样就错开了高考时间。当然，没有特殊情况则不要通过服用药物调整月经周期，以免外源激素干扰正常的月经周期。同时，无论作为家长或学生，我们还应该清楚地认识到，这种方法也存在一些弊病：其一，初服性激素时某些人会出现头晕、乏力、恶心、呕吐等类早孕反应；其二，如果用药不当未达预期效果反而会增加心理负担。当然，短期用药并不会给今后带来任何长远影响，如不会影响内分泌功能，不会导致日后排卵问题而致不孕，不会导致肥胖等。综合来看，人为地改变正常月经周期是不可取的，其弊大于利，医生不提倡在日常生活中应用。因此，必须用的话须在专业医师的指导下服药。

## 9. 不来月经怎么办?

 **小困惑一?**

我已经17岁，还没有来过月经，妈妈总是说我还小，再等两年就会来的。偶然听室友说，一直不来月经就是"石女"，请问我是"石女"吗？如果真是"石女"能治疗好吗？

### 专家释疑

民间俗称的"石女"，实际上是指因生殖器某种先天性发育缺陷而没有月经来潮的女性。16岁以后少女月经尚未来潮者应当引起重视，妈妈应带着女儿去医院检查。是否是"石女"通过妇科检查才能确定。应着重查一下外阴及大小阴唇发育情况，处女膜是否有裂孔，阴道是否闭锁，B超检查子宫、双侧输卵管和卵巢是否发育正常。"石女"的临床表现有处女膜闭锁、先天性无阴道或阴道闭锁、完全性阴道横隔等。如果卵巢、子宫发育正常，处女膜无裂孔，这是原发性"闭经"较常见的情况。闭经原因是处女膜缺乏裂孔导致经血积存在阴道内不能排出，形成积血，积血可以扩展到子宫腔和阴道。由于血液积聚，患者每月会有5~6天的周期性下腹疼痛。治疗处女膜闭锁的方法比较简单，只要切开处女膜，放出淤血就行了。这种患者应在初潮年龄进行手术。如果先天性无阴道和子宫，这是因为米勒管发育不全。由于子宫未发育，无阴道，就不会有月经来潮，导致原发性闭经，也不会怀孕生孩子。医生可以通过手术给她造一个假阴道，恢复一些性生活的能力，但是没有办法恢复月经和生育的能力。极少数没有阴道的女性，却有发育正常的子宫，可以产生月经，但是排不出去，形成跟处女膜闭锁相似的症状。其治疗方法是初潮时做阴道成形术，造一个人工阴道与子宫相接，以保留生育的可能。

### 小困惑二？

我今年17岁，读高三，以前月经一直都很正常，但最近从1月至5月都没来月经。许多无形的压力已经让我喘不过气，现在月经又不正常，我是不是病了？我好着急啊，该怎么办呢？

### 专家释疑

闭经是妇科疾病中的常见疾病。闭经通常分为原发性闭经和继发性闭经。继发性闭经指正常月经发生后出现月经停止6个月以上或根据自身月经周期计算停经 3 个周期以上者。以上所述的情况属于继发性闭经。激烈的社会竞争和家长望女成凤心切给你带来巨大的心理压力，造成你情绪紧张、恐惧忧郁。过度紧张或精神打击等使机体处于紧张的应激状态，扰乱中枢神经与下丘脑间的功能，导致促肾上腺皮质激素释放激素和皮质素分泌增加。促肾上腺皮质激素释放激素可通过增加内源性阿片肽分泌，抑制垂体促性腺激素分泌，从而影响下丘脑—垂体—卵巢轴而造成闭经。这类闭经一般无须治疗而能自行恢复，主要通过疏导神经精神应激起因的精神心理，以消除精神紧张、焦虑及应激状态。首先，要全身放松，让身心得到充分的休息。散步是一种有益于身心健康的运动方式。脑力劳动者在户外新鲜空气里散步既可以舒活筋骨，又可以提神醒脑。时而欣赏几首轻松愉快的音乐，能加速消除疲劳。其次，要学会自我调节，化压力为动力，积极化解焦虑和紧张的不良情绪。

## 10. 乳房发胀、发硬，是不是在发育？

 **小困惑一?**

我在月经来临前的一两天中，有时左侧的乳房出现阵阵的痛，等月经来后就消失了，请问是怎么回事？

**专家释疑**

在没有其他更多症状的情况下，上述情况应是正常现象，属于生理性疼痛。月经有月经周期，乳房也同样有乳房周期，可分为经前增生期和经后复原期2个阶段，大致以月经周期中的第9天为界限。乳房受下丘脑—垂体—卵巢轴支配。经前增生期，在雌激素的调节下，乳房腺体分泌物增加、腺泡增大、乳腺管扩张、毛细血管充血、间质水肿，乳房增大、挺拔并伴有轻度的胀痛感和触痛感。经后复原期，雌激素减少，乳房腺体分泌物逐渐消失、乳腺管萎缩、间质水肿消退，乳房变小变柔软，胀痛感消失。在此期间少穿紧身文胸，每天可适当做乳腺按摩，缓解疼痛，可促进乳房健康发育。

### 小困惑二？

我是一名17岁的女孩，最近发现乳房有肿块，而且左乳房的肿块比右乳房的大，左乳房一碰就疼。为什么会有这种现象？我好怕啊！会不会有什么大病啊？

### 专家释疑

乳房疼痛分为生理性疼痛和病理性疼痛。对于青春期的女孩来说，乳房生理性疼痛常见于两种情况。一种是青春期乳房发育时，乳房的增长、乳腺管的增多等导致的乳房轻微肿痛；另一种是月经前雌激素分泌增加导致的乳房增生性疼痛。病理性疼痛应该引起女孩们的注意，如乳房持续性的刺痛、胀痛，月经前疼痛加剧等现象，应及时就医。

对于青春期发育的女孩们，在对自己的乳房进行自检的时候可能进入误区。在经前增生期时，乳腺分泌物增加、乳腺管膨大、毛细血管充血、间质水肿等，女孩们这时用手抓捏自己的乳房，会抓捏到一些结块且有痛感，而月经过后，这种现象消失。对这方面知识不太了解的女孩或许会担心自己乳房有病变，其实这是一种正常现象。

现今乳房的疾病越来越多，病龄也越来越小，所以乳房健康也备受人们的关注，乳房自检就显得非常重要。自检乳房是否有肿块的最佳时间是两次月经之间，此时受激素影响较小。对着镜子观察双侧乳房是否差异大，是否有局部肿大，观察腋下淋巴结是否有肿大。另外，把同侧手掌放在同侧胸部表面，自内上象限—外上象限—外下象限—内下象限方向抚摸是否有结节、肿块。如果发现有异常要及时就医，勿乱吃药、拖延。

##  11. 束胸会不会影响发育？

### 小困惑？

我今年16岁，特别喜欢中性风格的打扮。为了让自己看起来更"中性"，11岁来初潮后，我就开始束胸，不让乳房发育。可是，我的母亲说这样对身体会有影响，并且一直反复劝阻我。对于母亲的阻止，我感到很烦恼，同时，也非常担心：束胸不会真的影响我的身体发育吧？

### 专家释疑

处于青春发育期的女孩，最好不要束胸。女孩的乳房一般呈半球形或圆锥形，两侧乳房对称地位于胸前部。乳房主要由脂肪、乳腺管、腺泡、腺体小叶、纤维结缔组织、淋巴管、血管等组成。青春期时，在雌激素的调节下，脂肪大量聚集在乳房，腺体发育，腺泡增多增大，血管、淋巴管增长等发育现象出现，这个时候束胸危害是相当大的。主要有以下几个方面：①束胸对乳房本身的发育有很大的束缚作用，影响乳腺的生长发育，长期的压迫可能导致乳腺疾病；②束胸压迫纤维组织和腺体的发育，导致乳头内陷。乳头内陷可因储藏污垢而感染疾病，另外乳头内陷还会影响日后的哺乳功能；③处于生长发育期中，呼吸功能增强，肺部生长发育加快，胸廓也适当地扩大，这个时候束胸会压迫胸部心脏及肺部，阻碍胸部及里面的肺组织发育。所以，我们建议，青春期的女孩最好不要束胸。

乳房发育是青春期女孩的第二性征，是一种正常的生长发育现象。处于青春发育期的女孩应多和父母沟通，学会正确面对自己的生理和心理变化。同时，也可以和朋友或姐姐等多多交流，寻求相关建议与帮助。

## 12. 女孩如何正确穿戴内衣？

 **小困惑？**

我从小就一直穿紧身的内衣，现在乳头内陷了，而且乳房发育也不好，我很害怕，该怎么办呢？另外，女孩一般在什么时候应该佩戴胸罩？应该怎样选择胸罩呢？

**专家释疑**

女孩长期穿紧身内衣会阻碍乳房血液循环、淋巴回流等，严重影响乳房的发育。乳头的内陷是一个很不好的现象：第一，阻碍了乳腺的发育；第二，加大了分泌物的滞留，影响了乳头的卫生，分泌物长期的堆积可导致乳腺炎症、乳腺癌等疾病；第三，妨碍哺乳。当出现了乳头内陷时，女孩应该及时就医，因为青春期是纠正乳头内陷的重要时期。你可以在医生的指导下采用手法牵引、负压吸引等非手术法治疗；内陷严重者可以通过手术治疗。

乳房是哺乳器官，也是重要的性敏感区，丰满的乳房展现了女性特有的曲线美。处于青春期的女孩应该注意保护自己的乳房，不要过于束缚乳房，选择适合的文胸和及时佩戴合适的文胸很重要。女孩的乳房一般在16~18岁发育成熟，佩戴文胸是根据乳房的大小而不是根据年龄的大小来决定，因人而异。过早佩戴文胸会束缚乳房的发育，而过晚佩戴文胸可能导致乳房下垂、乳房偏向两侧等。关于佩戴文胸需要注意以下几点：

（1）用软尺测量自己的胸部，从乳房上底部开始沿乳头到乳房下底部为16厘米左右时开始佩戴文胸。

（2）文胸应该选择棉质的，以保证它的透气性，以免乳房毛孔堵塞。

（3）选择大小适中的文胸，发育期的女孩应选择适当宽松一点的，给乳房增长发育的空间，过紧的文胸一方面阻碍乳房的发育，另一方面束缚胸部，有碍呼吸系统的活动；尽量少佩戴钢圈文胸，钢圈文胸易致使乳腺淋巴管压迫阻塞，引发乳腺疼痛。

（4）文胸应该坚持每天都戴，但每天不宜超过8小时。

（5）晚上睡觉时应该摆脱束缚，不宜佩戴。

## (二)

# 男生青春期羞羞事

 **1. 青春期男生有什么变化？**

**小困惑?**

　　我是一名初中学生，最近几个月，我发现自己的身体出现了一些变化：声音变得沙哑，脸上出现了小痘痘，新买的鞋子很快就小了。这是不是就是大人说的青春期来了啊？青春期是什么时候开始的？我怎样才能知道我的青春期到了呢？

**专家释疑**

　　你的想法没错，这就是我们平时常听说的青春期。青春期是指从第二性征出现直到生殖器官逐渐发育成熟，获得生殖能力的一段生长发育期。男生的青春期一般为11~18岁，比女生晚1~2年，其进入和结束的时间有很大的个体差异，是儿童到成人的转变期。由于男性体内雄激素的影响，在这一阶段身体迅速发育，所以你能感觉到自己不断在长高并接近成人，新鞋子很快就小了；男生变声及出现喉结，声音低沉粗犷更接近于成年人；生殖器官体积增大，出现体毛（胡须、腋毛、阴毛），骨骼变硬，肌肉发达，出现男性特有的体魄以及阴茎发育，甚至会在睡梦中出现遗精现象；颜面部毛孔变粗，油脂分泌增多，有些人会长青春痘。这些改变统称为男性第二性征。

以你的年龄和你的描述应该是刚刚进入青春期的状态。不必担心，你只需注意阴部和脸部的日常卫生，加强营养和体育锻炼，保持健康的心态即可。

## 2. 胡子该不该刮？

**小困惑？**

我发现自己开始长胡子了，感觉显得很老气，所以我有事没事就会拔，我的同学说要用剃须刀剃更好，但是我听说用剃须刀多了，胡子会越长越多，是这样的吗？应该怎样剃胡子呢？

**专家释疑**

青春期体内雄激素水平增高，会刺激男性长出胡须。胡须是男性的象征，也是青春期发育的标志之一。胡须长得很快，健康男子的胡须每天长 0.4 毫米，比头发（每天长 0.2~0.3 毫米）长得快。有些男生有用手指或钳子拔胡须的习惯，以为这样可以把胡须连根拔掉，拔得干净，其实这是非常有害的。用手指或钳子拔胡须很容易引起唇毛囊炎、疖肿、蜂窝组织炎等各种感染疾病。更为严重的是，如果细菌侵入血流，会引起危及生命的败血症和脓毒血症。

剃须刀用多了胡须不会越长越多，只是剃刀会刺激毛根，使胡须越长越硬。当然，也可以用电动剃须刀，并且注意剃须时，不要太用力。怎么剃须才既方便又安全呢？剃须前先用温水洗脸（不用任何洗面奶），让皮肤毛孔尽量地张开，然后在需要剃须的地方涂抹剃须泡沫，等待 1~3 分钟，胡须软化以后，再使用剃须刀逆向进行剃须，注意剃须刀要采用上下方向，不要左右乱晃，否则容易刮伤皮肤，如果不小心刮破了皮肤，要马上用清水清洗，因为在剃须的时候皮肤破损容易造成感染。

刮完胡须后，皮肤会有紧绷感，这时可以用稍热一点的水把毛巾打湿后放在脸上捂 1 分钟左右，或者涂上一点护肤霜。

## 3. 两边"蛋蛋"一个大一个小正常吗？

**小困惑?**

一次在洗澡时，我偶然发现自己两侧的"蛋蛋"大小不一样，我听说男人两侧的"蛋蛋"应该是一样大的啊，这是怎么回事呢？是不是有病才会这样子啊？

**专家释疑**

我们平时所说的"蛋蛋"即是睾丸。通常睾丸位于阴囊内，如果没在阴囊里则应注意是否为隐睾，要尽早尽快确诊治疗。睾丸左右各一，呈卵圆形，长 4~5 厘米，厚 3~4 厘米，各重 15 克左右。睾丸是制造精子和分泌雄激素的重要器官。精子可与卵细胞结合而受精，是繁殖后代的重要物质基础；雄激素则是促进男性生殖器官和男性第二性征发育及维持的重要物质。两侧的睾丸大小基本一致。但是，人体的左右器官很少有完全对称的，所以两个睾丸大小稍有差别也是正常现象，不必太过担忧。

##  4. 怎样做好私处卫生？

### 小困惑?

有时我会觉得裆部不舒服，爸爸说那是因为我不讲卫生，他要我每天都换内裤，每天都要洗一洗，我觉得挺麻烦的。您觉得我爸爸的要求有没有必要啊？

### 专家释疑

这是有必要的。青春期是男性生殖系统发育的阶段，同时男性身体新陈代谢加快，更易产生汗液。特别是在运动后会有汗渍残留在内裤上，加之阴部长有大量的阴毛容易滋生细菌造成龟头及尿道口的感染。所以，进入青春期后要养成良好的卫生习惯，经常清洗下身。阴茎和阴囊皮肤有许多褶皱和汗腺，大量的汗液、污垢及残留的尿液易积存在这些褶皱内，如果不及时清洗，易引起阴茎头包皮炎、尿道炎或阴囊湿疹和股癣等疾病，要更加注意对自身生殖器官的卫生保健。勤洗澡、勤换内裤，每次洗澡要认真清洁裆部，清洗阴茎时要翻起包皮，彻底清洁包皮内板和冠状沟，擦干包皮后再恢复原位。若发生生殖系统感染要主动就医，而不要认为症状轻就拖延；也不要因为害羞和畏惧心理而延误诊断和治疗；不要求治于游医，一定要到正规的医院就诊。

##  5. 阴部受伤了怎么办？

### 小困惑？

前几天我在打球的时候，裆部被球友撞了一下，当时就疼得不能动了。现在过了几天了，裆部还是有些不舒服。这会不会落下后患啊，会不会以后不能生孩子啊？

### 专家释疑

大部分男生都会有这样的体会：如果睾丸受到重击，会痛得两眼冒金星。所幸这种伤痛一般只是暂时的。因为阴囊组织松弛，睾丸活动性大，能缓冲剧烈的震动。但是暴力伤及也很可能导致睾丸破裂等严重后果，要非常注意保护特殊部位。你可以观察下阴囊外部有无充血红肿，阴囊皮肤温度有无升高，用手触碰睾丸是否疼痛。如果这些症状都存在，建议立即到医院检查。

青春期男生要注意安全，避免睾丸触碰硬物，避免骑跨伤（如骑车、跳马、双杠等运动造成的损伤），避免球类运动中的碰撞。

6. 乳房竟然有肿块，我是得了什么病吗？

### 小困惑?

我今年13岁，有一次和同学玩耍，撞到了我的乳头，感觉非常痛。回去之后，我脱下衣服就摸到自己乳头下有一个小包块，稍稍一碰就会很痛。难道我的乳房也会发育吗，不是只有女生才会长"乳房"吗？这是不是变态啊，到底怎么回事？

### 专家释疑

我们常常在一些广告上听到乳房肿块一说，几乎所有人都认为乳房肿块是女性的"专利"，其实不然，青春期男性也会出现生理性乳房发育。由于体内激素水平骤增，无论是男性还是女性，体内都同时分泌雄激素和雌激素，只是比例的不同才体现出性别的差异，所以凡是导致雌激素水平升高或雄激素分泌减少的因素都会引发本病。青春期的男生由于体内雌激素水平的增高，偶尔会有单侧或双侧乳房出现肿块的情况，这是正常的，一般2周左右会自行消除，不必服药。肿块被触及时，会有疼痛感，只要注意避免乳房被暴力伤及就可以了。

 7. 怎样看待"一滴精十滴血"？

### 小困惑?

听老人家说，一滴精十滴血，精液是不是很宝贵啊？那它为什么要流出来啊？是不是射精射得远，就是精子多、性功能强的表现？

**专家释疑**

精液由精子和精浆组成，其中精子占10%，其细胞核内含有父体的全部遗传物质，由睾丸产生。其余为精浆，由前列腺、精囊腺和尿道球腺分泌产生。它除了含有水、果糖、蛋白质和脂肪外，还含有多种酶类和无机盐（如锌元素），是精子的营养物质。另外，精浆中还含有前列腺素。

正常的精液呈乳白色、淡黄色或者无色，正常男性一次射精量为2~6毫升，内含精子2000万~2亿个，有活动能力的精子占总数的60%以上。当精液的量积蓄过多后，便十分自然地流了出来，而且这种情形多见于性梦中，就是遗精，也是古人所说的"精满自溢"。这是一种正常的生理现象，也是一个男性性功能成熟的标志。虽然精液很宝贵，但"一滴精十滴血"的传统说法太片面，过于强调了精液的重要性，是不科学的。

男性射精的力量、距离和性能力呈正比。正常健康男性射精的距离在20～60厘米，强壮的青年男性射精距离可达到1米。但随着性能力的下降和年龄的增长，性高潮时的反应也会有退化的现象。男性射精的力量逐渐减小，距离逐渐缩短。如果精液不是喷射出来，而是溢出或流出的，称为射精无力。50岁以后男性的射精距离在10~20厘米，甚至更短。射精无力的人往往伴随快感的下降或消失，甚至无射精感觉。射精的远近还与很多因素有关，例如性活动频率、体力等。没有必要过分关注精液射出的距离。

## 8. 怎么正确对待手淫？

 **小困惑?**

从初二之后，我就一直有手淫的习惯，少则一周两三次，多的时候甚至每天一次。每次手淫时都感觉很美妙，但是结束后就会感到很疲惫，严重的时候还会觉得头晕。而且手淫后，还会有一种罪恶感，因为大家都说手淫是很错误的行为。我想了解一下医学上是怎么看待手淫的？

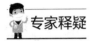 **专家释疑**

手淫，俗称自慰，是指用手或其他物品玩弄刺激外生殖器官，以满足性欲要求的现象。男性手淫一般只是摩擦勃起的生殖器，而女性却可以通过抚摸阴蒂、阴道或乳头使自己兴奋。

据一项针对当代大学生群体的调查发现，18～23岁的男大学生中超过96%都有过手淫行为，说明手淫是相当普遍的。青春期性功能旺盛，又因为不可能每一次性冲动都能通过合理的方式解决（比如性交），所以手淫就成为大多数男性释放自身性冲动的一种方式。

传统文化认为手淫会耗精伤髓，大伤元气，是百病之源而且还会影响性生活，是"危害健康的不良习惯"或"不道德行为"。

从现代医学来看，手淫是性冲动时自我发泄性欲的举动。男女到了青春期后，在性激素的影响下随着正常的性发育都会自然地产生性冲动和性欲望，这是一种正常的生理现象。由于青春期少男少女的性能量处于一生中最高的阶段，而这一阶段到能合法满足性的要求（结婚）往往还有七八年或更长的时间，这就造成了一种性发育的饥渴状态。手淫便成了一种合理解除性紧张的方式。

手淫本身对身体是没有任何害处的，相反的，它合理地释放了性能量，促进对性高潮的感受和射精感觉的把握，是有利于身心健康的。同时，手淫所带来的愉悦感也是有利于身体健康的。之所以大家对手淫持不赞成的观点，是由于过去人们的认识太片面，以为消耗精液的行为都是伤身和罪恶的，这是没有科学道理的。而在这种观点下带来的心理挫伤，如恐惧心理、自责心理、悔恨心理，才是一切自慰危害的真正根源。对手淫缺乏科学认识往往给少男少女带来莫大的烦恼和心理压力。

当然，手淫也有它的弊端，就像暴饮暴食会造成消化不良，过量运动会导致肌肉损伤一样。长期有手淫习惯的青少年，如果手淫次数过多过于频繁，甚至以手淫为嗜好，是十分伤及身心的。手淫时消耗的能量很大，而且过度沉迷于色情必然会荒废学业、损伤身体。过度手淫会出现失眠多梦、疲乏无力、注意力不集中、记忆减退等，甚至引起婚后性生活早泄和阳痿。同时手淫的机械性刺激远大于性交，有可能对生殖器官造成损伤，应尽快戒除过度手淫。

## 9. 阴茎短小还不直正常吗？

### 小困惑一？

我是一名高一的学生，一次在厕所里小便时，边上的同学说我的"鸡鸡"很小，我之后留意了他们的，我的确实比较小，我很难过，之后再也不敢和同学一起上厕所了，怕被笑话。我想知道，"鸡鸡"小是不是病？有没有办法可以治啊？

**专家释疑**

　　这个问题很多人都和你一样忧虑过。首先，要彻底打消一个疑虑，"鸡鸡"——就是我们所说的阴茎，它如果不够长，并不是一种病，当然也就不需要治疗。不要认为体格健壮、身材高大的人阴茎就会越大。在人体所有器官中，阴茎与整体的发育关系最小。阴茎的长短取决于很多因素，包括种族、地区、年龄、遗传、个体体形的差异等等。就像每个人的手指有长有短，但手指短绝不代表有生理问题。一般情况，松弛状态下较小的阴茎，勃起时增长的比例较大；而松弛时较大的阴茎勃起时增长的比例较小，因此勃起后总长度相差无几。人们往往只是注意到疲软状态下的阴茎大小，却不了解这种差别在勃起时会消失或大大缩小。

　　将阴茎长短作为判断性能力的标准是不科学的，因为女性阴道的感觉末梢主要分布在外 1/3 部分，在女性性活动中这部分显著充血而造成阴道口缩小，对阴茎有"握紧"的作用，即使对于较短的阴茎也能完全适应；而女性阴道的后 2/3 部分几乎没有感觉神经末梢的分布，可见较长的阴茎并不会比较短的阴茎产生更多的刺激。性交时阴茎的大小对女性所产生的刺激并无特别大的差异，因此阴茎大小对今后性生活的质量没有什么影响，所以不要有任何的担心。

**小困惑二？**

　　我发现我的阴茎在勃起时有点向右弯，而同学的阴茎立起时基本是直的，我担心会对以后生育有影响。有没有办法把它纠正过来呢？

**专家释疑**

阴茎和身体的其他器官一样，没有完全相同的形状。大多数男性的阴茎在勃起时会稍稍向上翘起，有的阴茎比较直立一些，有的会向左或右侧弯，这和阴茎勃起时长期的受力状态以及生长状态有关系。只要不是严重畸形而影响正常勃起功能，都是没有任何问题的，完全没必要纠正。

## 10. 早上起床时勃起正常吗?

 **小困惑?**

最近我发现早上醒来的时候，我的阴茎就变硬了，还立了起来，胀得很难受。以前想尿尿的时候，也会胀得难受，但是这种感觉和以前的感觉完全不一样。这是怎么回事啊?

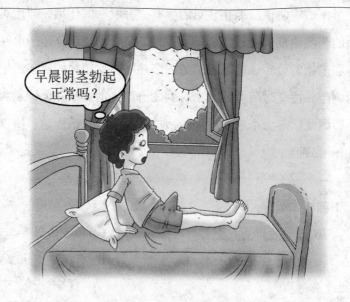

**专家释疑**

晨勃是指男性清晨时阴茎无意识地自然勃起，其不受情景、动作、思维的控制。晨勃是性功能正常及强弱的重要表现或指标。为什么会晨勃，目前在医学界仍无定论。正常男子的阴茎，除了在性刺激和某种外界刺激下会勃起外，通常处于松弛状态。青春期生殖系统发育迅速，阴茎在睡梦期会因充血而勃起，这是正常现象，也是男性勃起功能正常的体现。在男性勃起功能障碍的检查中，观察是否有晨间勃起是其中很重要的一项诊断方法。起床后稍稍活动一下，阴茎就会自然疲软。

##  11. 勃起时包皮紧要做手术吗？

**小困惑？**

我现在已经 15 岁了。我的"小鸡鸡"硬起来的时候，包皮就会把"鸡鸡"包得紧紧的，很难受，而且到了夏天，那个地方还会有味道。我小时候发现包皮就比较长，"鸡鸡"前面都不能露出来，好像听说这种情况要做手术，但也有人告诉我我这个年龄不再适合做包皮手术了。不知道是不是这样？

**专家释疑**

很多男生都会有包皮问题，男性的包皮问题有两种情况：一种是包皮紧紧地包裹住阴茎头，用手也无法翻出，即便在阴茎勃起时也无法翻出，称为包茎。包茎会影响龟头的发育，而且包茎因为清洁不便容易滋生细菌和尿垢，容易造成各种炎症。龟头和阴茎被紧紧地包裹住，性生活中发生嵌顿，时间长了可导致龟头缺血、坏死，后果严重。所以应在首次性生活前尽早手术。

还有一种是在阴茎疲软的时候包皮包裹住阴茎头，但在用手向上翻起或阴茎勃起时就能翻出，这是我们通常所说的包皮过长。包皮过长并非必须手术，要根据实际的情况而定，取决于是否存在包皮过长导致的长期阴茎头发炎、瘙痒引起红肿、出现异味或滋生包皮垢等。如没有任何自身不适症状且阴茎的正常勃起也未受到影响，可以不采取手术，平时注意生殖器卫生就行。若包皮开口较小，应尽早进行手术，以免留下后患。

# （三）
# 青春期男欢女爱

## 1. 为什么谈起性话题时大家都很感兴趣？

### 小困惑？

我是一名高三的学生，每当班上有同学谈起"性"的话题时，我总是回避走开。在我的意识中，性是很下流的事，为什么他们都喜欢拿出来聊呢？

### 专家释疑

你有这样的困惑我是理解的，但是希望你能通过科学的方法学习性，正确认识性。性及性活动是生物繁衍的基础，它是一种社会现象，也是一种自然现象。性行为是人的本能。掌握正确的性知识，可以使人类自己了解自己，自己掌握自己，自己解脱自己，对于确立正确的性心理、防止性犯罪、搞好计划生育、解除夫妻间的苦恼、促进家庭和睦和社会安定都是很重要的。消除在性问题上的愚昧无知，才给人以主宰自己的自由。我们现在之所以提倡正确、科学的性教育，就是希望人们将紧闭着的"性"的神秘大门冲开，使人类走向文明，使人类能客观地认识自己、主宰自己，使性发出生命之光，为亿万男男女女带来幸福，为千千万万家庭带来和睦与欢笑。

 ## 2. 梦里遗精是否正常？

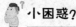 **小困惑？**

我最近上课时总想去偷看漂亮的女同学，到了晚上，我就会幻想着和漂亮的女生在一起，发生一些浪漫的故事，有时还会幻想同她做爱。每天都这样，不能自已，书都看不进去。这是不是我的心理有问题了啊？

**专家释疑**

性幻想也叫性想象，是性冲动的一种表现。人可以通过联想异性的形象，激起人的性冲动，也可以通过看电影、绘画、摄影作品、文化书刊中性的描写而进行性的想象。性幻想是大脑皮层的产物之一，介于意识和潜意识之间，是对现实生活中暂时不能实现的希望的一种精神满足。它可强化躯体刺激，加深性体验，提供更深层的性满足。性行为中的躯体刺激与性幻想的有机结合，往往会带来更激烈的性体验，使体内紧张得到更充分的释放，促进性高潮的到来。你有这样的性幻想并不是心理问题，但是我希望你能把握好自己每一天的时间和精力，将精力正确分配在自己

现在应该做的事情之上，学会正确对待异性关系，平时也可以多
进行有益于身心健康的运动，做个健康积极的青少年，减轻和消
除思想压力，将爱慕之情转为动力，与喜欢的女孩一起进步，努
力让自己更优秀，成为一个散发着魅力的阳光男孩。

### 3. 青春期如何正确看待与异性的关系？

**小困惑？**

　　我是一名初中生。我和我们班的一个女同学关系挺好的，
但是班主任看到我们经常在一起，就说我耍流氓，我们班的同
学也来笑话我。现在班上，只要女生男生关系好一点儿，大家
就说是耍流氓，现在男女同学关系都没有以前好了。我觉得都
是老师的错，您说是吗？

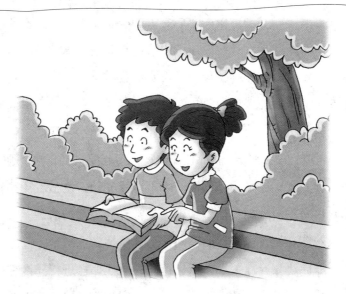

**专家释疑**

男女生的交往不仅是正常的，而且是必要的。男女生之间的正常交往不仅有利于学习进步，也有利于个性发展，更有益于青少年身心健康成长。心理学的研究和实际观察发现：青春期交往范围广泛，既有同性知己，又有异性朋友的人，相比那些缺少朋友，或只有同性朋友的人的个性发展更完善，情绪波动小，情感丰富，自制力较强，心理健康水平较高，容易形成积极乐观、开朗豁达的性格。但是，男女生的交往在中学校园里仍是一个敏感话题，处理不当，不仅影响学习，也会影响身心健康。因此，老师的担心都是为了你们今后的发展着想，希望你们也能理解。男女同学之间适当交往有必要，不过这必须建立在友谊的基础上。

适当交往，可以在学习上互相帮助。不要单独相处，这样可以避免闲言碎语。对这一问题，要有颗平常心，否则不仅影响了学习，也会影响心理健康，造成更大的心理压力。第一，要注意交往方式。在与异性交往的过程中要端正态度，培养健康的交往意识，淡化对方的性别。青少年男女以集体交往为宜，课堂上的讨论发言，课后的议论说笑，课外的游戏活动等，为大家创造了异性交往的机会。第二，要自然交往。在与异性交往的过程中，言语、表情、行为举止、情感流露及所思所想要做到自然、顺畅，既不过分夸张，也不闪烁其词；既不盲目冲动，也不矫揉造作。消除异性交往中的不自然感是建立正常异性关系的前提。自然原则的最好体现是，像对待同性同学那样对待异性同学，像建立同性关系那样建立异性关系，像进行同性交往那样进行异性交往。同学关系不要因为异性因素而变得不舒服或不自然，思无邪，交往时自然就会落落大方。第三，要把握交往的尺度，与异性交往要适度。异性交往的程度和方式要恰到好处，应为大多数人所接受，既不因异性交往过早地萌动情爱，又不因回避或拒绝异性而对交往双方造成心灵伤害。第四，男女交往要真实坦诚。诚信是正常人际交往的基础，只要把握与异性交往的尺度，诚恳对人，热情大方，自尊自重，便能处理好与异性的关系，以自身良好的修养和人品赢得异性的尊重和友情。第五，要坚持高尚的道德情操。

## 4. 想要做到学习与恋爱并驾齐驱该怎么做？

**小困惑?**

　　我是一个高中生，我和我们班一个女同学在"谈恋爱"。我们相互喜欢，在学习上相互鼓励，平时下了课，我们就一起散步，周末一起去逛街，我感觉挺幸福的，让我的生活不再那么枯燥。但是，我的班主任不知道从哪里知道了，三番五次找我们谈话，说这样影响学习。您说我应该怎么办啊？

**专家释疑**

　　我们应当对恋爱问题有一个正确认识。青春期由于性生理急剧发育、性意识觉醒，个体对异性的兴趣、吸引、向往不断增强，有"恋爱"这种体验是必然的，也是自然的。这就要求我们要在对异性健康幻想的基础上，自然地交往，学会思考、认识和把握自己，恰当处理自己的情感。

　　异性交往用专制的手段加以限制是不起作用的，有时甚至会出现"抽刀断水"的负面效应，因此强加阻止是不正确的。但我们也要理解，老师的出发点是好的，怕我们因恋爱而影响学习，对高考产生负面影响，所以我们也不要因此讨厌、远离老师。

首先，交往时我们既不要压抑与异性交往的欲望，又要学会正确认识和理智控制情感，认识和接受自己的情感比否定它们要好。适度的异性交往将会为未来的健康成长打下良好的基础。其次，正确对待自己的恋爱。任何事情都具有两面性，若能以积极的一面为契机，使我们能够正确认识自己的情感变化，进而把握、升华情感。就如你自己所说的，相互之间鼓励、支持，成为彼此的学习动力。若能使情感和成绩双赢，不但对你自己大有裨益，也可以让其他人（包括老师和家长）接受这段感情的存在。

###  5. 该怎么处理渴望与异性亲密接触这种懵懂的性冲动？

**小困惑？**

我是一名大一学生，我非常喜欢我的女朋友，用我自己的话讲，就叫作"性感"的她非常优秀。现在，我们约会的时候，我都会情不自禁地去抚摸她的胸部和下身……她虽然不愿意，但也不会很拒绝我。每次和她亲密时，我都很兴奋，下面会有强烈的反应。我知道这样不对，每次都克制住了，但我担心长此以往，有一天我肯定会犯错误的，但是我又忍不住不同她亲密，每次亲密之后，总有一种犯罪感，会觉得自己很变态很下流。我不知道我的心理是不是不大正常，我该怎么办呢？

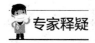

**专家释疑**

青春期男孩女孩出现性欲望和性冲动，是生理发育和心理发育的正常现象。它的发生在很大程度上是由于身体里的性激素加速分泌的结果。从生物学角度来说，性冲动是一种生理心理现象。青少年神经发育相对迟于其他生殖器官和机能的发育，加之阅历浅、思想不成熟，对很多事物缺乏明确的是非观念，理智驾驭不了感情，生理上的发育成熟、性冲动的不断增强和心理上的不成熟，使其自控能力差，如果受到某些外界因素的刺激，就会发生一些鲁莽、反常和越轨的行为。青春期性冲动的出现是完全正常的，这是儿童向成人过渡的自然变化中必经的过程，它既不是可耻的，也不是见不得人的事。但是，我们人类与动物是有本质的区别的，人类的性活动不是简单的生理本能的表现，它还与心理、情感和社会规范等密切相关，还要受到在一定社会文化和道德教养下形成的性观念的左右，而且，人类可以用理智和意志调整或控制自己的性冲动，从而避免给自己和他人带来危害。因此，是否要发生性行为是完全可以在你们双方控制下的。如果双方都同意，那么希望能采取必要的安全措施，避免日后怀孕带来的各种来自家庭、个人的压力。如果女方不同意，那么你也不能勉强。和她在一起的时候多做些有益身心健康的活动，如运动或者阅读。不要因为不能发生性行为而影响你们之间的感情。调节、克制异常性冲动应做到以下几点：

（1）学习一些性生理和心理有关的知识，正确认识性冲动，使它永远处于自己的理智控制之中，防止因一时冲动而发生超越友谊的行为。

（2）抵制诱惑，避免各种不良刺激。要警惕色情书籍、淫秽图片和音像制品的毒害。

（3）提高克制力，及时转移注意力，弱化冲动欲念。可改变一下环境，转移一下注意力，如到户外走走，同朋友玩一玩，参加体育活动，大脑中枢神经的兴奋转移了，性冲动就会自然消除。

## 6. 青春期男生发生了性行为后该怎么办?

 **小困惑?**

今年的情人节，我和女友在外面玩晚了，没有回家，去外面开了房。当晚，我和她发生了性关系。第二天，我却觉得非常后悔，因为我觉得这很黄很暴力。我担心家长会知道这件事，害怕女友会怪我太下流。这之后，我心情一直很低沉，对任何事情都没了兴趣。每当看到她，我都会想起那夜，自己做了件很肮脏的事。我该如何是好啊?

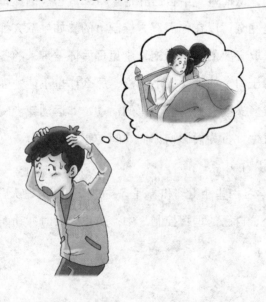

**专家释疑**

首先，你作为男生，必须要有勇气对自己的行为负责任。你们既然已经发生了性行为，那么你必须得正视这个事实。对于未采取任何避孕措施的性生活，事后主要考虑的是如何紧急避孕。因为你们还没具备做合格父母的能力，如果真的怀孕，只能做人流来解决问题，那样会对女孩心理和身体造成更大的伤害。所以，首先要排除怀孕的可能，然后再解决心理方面的问题。你们两个应该好好沟通，你可以把你事后的困惑告诉她，也听听她的想法，这个阶段你和你女朋友之间的沟通很重要。此外，家长方面，如果你实在担心，也可以很平静地尝试和他们沟通，听听他们的意见。希望你不要背负思想的包袱，发生性行为不是"肮脏"的事情，希望你们都能正确、科学地对待，多了解相关知识，注重身心健康。

## 7. 家长怎样正确引导孩子青春期谈恋爱？

**小困惑？**

我女儿过 14 岁生日时，看到她收到很大一束鲜花和蛋糕，我开始警觉。我也经常和她沟通早恋的问题，她很听话很乖巧的样子。之后，却离家出走，她说誓死都要和那男孩在一起。我应该怎样引导她让她放弃呢？

**专家释疑**

早恋是青春期一个非常普遍的现象。孩子进入青春期，第二性征开始发育，对异性产生一些好感，愿意和异性交往。解决早恋问题，家长要把握好"度"的问题。首先，家长不要紧张，要冷静对待。家长要平等地和孩子交流、沟通，不可强制阻止，要循序渐进地引导。可以试着问孩子，你为什么喜欢这个男孩子。如果孩子足够信任你，她会慢慢打开自己的心门。家长耐心地倾听孩子的诉说，表示尊重他们的感情，同时要给孩子以热情、严肃的忠告，告诉孩子若男孩子真心喜欢她，会愿意等到她更成熟点、长大些，等她长大才能有能力去经营他们的感情，让孩子冷静下来完成学业。心平气和地告诉她早恋的一些危害，比如分散精力，容易影响学业；感情冲动，容易种下苦果等。告诉孩子目前最主要的任务是学习，现在恋爱不合时宜、为时过早。如果父母尊重和平等看待孩子的需要，孩子会很冷静、客观地看待这段情感，也能从这段情感中吸取到有益的部分。其次，堵不如疏。如果只从行为的角度改变行为，那只是头疼医头、脚痛医脚，一定要从她的行为看到背后深层次的心理原因。要从心理、思想上开导她，引导她把旺盛的精力转移到学习和正常的娱乐活动上来。最后提醒一点，尽量劝服女儿回家住，告诉她女孩子要自尊自爱，要学会自我保护。走出早恋的误区不是一朝一夕的事情，对于青春期孩子早恋的现象，家长要从"心"做起，耐心引导他们正确对待早恋。

## 8. 青春期对异性的身体很好奇，怎么办？

### 小困惑?

我是一名中生生，关于男女生关系发展到何种程度，学校里流行着 ABCDE 的说法。A 是接吻，B 是爱抚，C 是性行为，D 是怀孕，E 是堕胎。我和男友也认为性行为很浪漫，想尝试可又害怕发生 D，E 这两种情况，男友也经常要求，我该怎么办？

### 专家释疑

随着人们思想观念的开放，婚前性行为逐渐普遍化，年轻人以"性行为也是一种示爱的方式"为由，从无心之失，跃跃欲试，到频频有性行为，但内心深处充满迷茫和疑虑。因为，婚前性行为会造成很多严重后果。第一，未婚先孕会带来额外的负担。就像你说的害怕怀孕和流产，确实未婚先孕会给女方身体健康造成严重影响。在不想生育的前提下受孕，其补救措施就是人工流产。女性人流会造成月经量少、闭经、性冷淡、不孕，再次妊娠易导致流产、产后大出血等危害。第二，会给女方心理带来极大压力。少男少女身心不够成熟，缺乏经济能力，也不能担负相应的社会责任，无法妥善处理怀孕、感染性病等问题，又不敢向别人求助，心理难免会感到焦虑、恐慌、后悔等。第三，不利于恋爱发展趋势。一旦有一方喜新厌旧，另寻新欢，或者因其他原因而分手，就会对另一方造成严重的挫折和打击。第四，失去新婚甜蜜感，给婚后生活造成诸多不愉快。

总体来说，青春期婚前性行为是不可取的。所以，少男少女一定要洁身自好，自尊自爱，婚前不要以身相许，否则悔之莫及。

开展婚恋期性教育让婚前情侣懂得严肃对待婚前性行为，预防未婚先孕，减少人工流产，避免性病、艾滋病的传播，这样有助于消除婚前性行为的不良因素。少男少女要充实自我的性观念和性心理常识，认识到两性之间的性关系不单单是为了追求肉体的快乐，还应该包含相互的责任。

## 9. 怎么知道我是不是怀孕了？

 **小困惑?**

　　我在3天前和男友发生了性关系，现在很想知道我是否怀孕了，应该怎样判断呢？

### 专家释疑

　　你可以在性生活后10天左右做早孕试纸检测。因为，从受精卵着床的第7天开始，孕妇的尿液中就能测出一种特异性的激素——绒毛膜促性腺激素（简称HCG），这种激素在受精卵着床10天至14天后在尿液中的含量日益增多。将晨起尿液滴在试纸上的检测孔中，如在试纸的对照区出现一条有色带（有的试纸显红色，有的试纸显蓝色），表示阴性；反之，如在检测区出现明显的色带，则表示阳性。当然阳性结果也并非意味着百分之百妊娠。因为有些肿瘤细胞如葡萄胎和绒毛膜癌等，也可分泌HCG。最好不要仅仅依靠一次早孕试纸自测来判断自己是否妊娠。为保险起见，可以在3天后再测1次。同时，注意观察自己身体的一些不太明显的变化。例如：①停经。如果平时月经周期规律，一旦月经过期

10 日或以上，怀孕的可能性较大。②早孕反应。如头晕、乏力、嗜睡、食欲不振、喜食酸物或厌恶油腻、恶心、晨起呕吐等。③尿频。小便次数增加，但每次量不多。④乳房变化。乳房渐大，自觉乳房轻度胀痛及乳头乳晕着色加深。

　　早孕试纸只能协助诊断早期妊娠，不可过分信赖它，因为用早孕试纸测试会出现假阳性或假阴性。据统计，在没有医师指导的情况下，一般测试结果最高只能达到 75% 的精确率。所以，还需要到正规的医院做 B 超或抽血化验检查，一般怀孕 40 天时 B 超检查即可在宫腔内看到胎囊，也可判断是否是宫腔内的怀孕（排除宫外孕），从而明确是否怀孕。

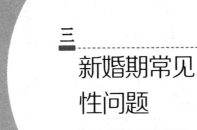

# 三

新婚期常见
性问题

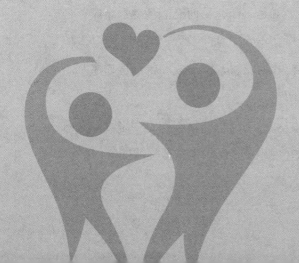

## （一）

# 初尝"禁果"两三事

### 1. 以出血或强烈疼痛感判断"处女"科学吗?

**小困惑?**

　　第一次和老公同房,但是并没有出血,疼痛感也不太明显。我也不曾和别人发生过性关系,可老公不相信我,怎么办?真的能以出血和剧烈疼痛判断处女吗?

**专家释疑**

　　自古以来,"处女膜"就是一个神秘而充满诱惑的字眼,处女膜的完整性与女性的贞操在不知不觉间被人们画上了等号。但是,经过大量的医学实践,我们发现,以出血和剧烈疼痛来判断处女的传统观念是不科学的。

　　部分女性在初次性交时,由于阴茎插入的外力作用,处女膜发生破裂,会表现为疼痛和流血。但是,由于处女膜的形态、位置、厚度、韧性均因人而异，疼痛和出血的程度也就千差万别。科学研究表明，间隔状处女膜破裂时出血较多，同时伴有剧烈疼痛；而环形处女膜少有出血，且无明显痛感；伞形处女膜较厚且弹性较好，即使多次性交也可完全不破裂。除此之外，剧烈运动、骑车、手淫等多种因素均可导致处女膜破裂；随着年龄的增长，处女膜也可自行萎缩；有的甚至在出生时处女膜就不甚明显。因此，单以出血和剧烈疼痛来判断是否为处女，是不科学的。

广大女性同胞们，不要受世俗观念的禁锢，一味地在意疼痛与流血所暗藏的讯息。处女膜的完整性不应该成为婚姻幸福的标准，唯有相互尊重、相互信任，才能拥有一段牢固而稳定的婚姻。

## 2. 初次性交表现差真的是"性功能障碍"吗？

### 小困惑？

我第一次和老婆进行性生活时，怎么都插不进去，试了很多种方法，折腾了大半个小时，结果一进去就射了，这种情况就是人们通常说的阳痿吗？

### 专家释疑

对于全身上下都弥漫着浓烈的荷尔蒙气息的青年男女来说，初夜是一件让人无比兴奋又无比好奇的事情。然而，神秘而诱人的第一次往往以性交失败惨淡收局。新婚早泄的情况较为常见，不必过分担忧、过分困扰。

一般来说，造成初次性交时"性功能障碍"的原因主要有：

双方缺乏经验以及基础的生理卫生知识，使双方在性交方法及性交策略的选择上矢之偏颇。如：前戏时间过长，可能会令双方产生性欲疲倦，勃起的阴茎又软了下来；若急于求成，则阴道润滑度不够，可导致阴茎插入时疼痛而终止插入。

初次性交，男女双方均处于高度紧张、高度兴奋的状态。由于经验不足，双方对这种状态往往不能很好地掌控，而这往往是早泄的重要诱发因素。对大多数人来说，第一次不愉快的性经历往往会给极度敏感的内心带来重重一击，进而引发一系列精神和心理问题，如此一来，早泄的发生就更为频繁。

对于新婚初夜的朋友们来说，新郎为婚事奔走操劳，早已筋疲力尽，分身乏术，此时进行性爱，无疑只有以失败告终。

虽然初次性交时过早射精与性功能障碍并无必然联系，但易引发一系列问题。一方面，首次性交失败会打击双方的积极性，影响彼此的感情；另一方面，会给男方带来极大的心理负担，对性生活产生紧张和恐惧心理。对此，双方可以采取一系列预防和处理措施：

（1）在初次性交前阅读或观看相关的知识信息，为同房做好充足的准备。

（2）性交前养精蓄锐，平常可进行适度的体育锻炼，充沛的精力可以为性生活的质量加分。

（3）若初次性交时出现插入困难或过早射精的情况，双方应该明确这并不一定是性功能障碍的表现，应相互安慰、相互鼓励，以消除男方内心的自责与恐惧。

（4）佩戴避孕套性交，降低尿道口对性刺激的兴奋性和敏感性。但由于初次性交易出现插入困难，佩戴避孕套会增加插入难度，故此法一般更适用于多次性交后仍出现早泄的男性。

## 3. 该如何让初夜"尽善尽美"？

 **小困惑?**

我和女友交往 2 年了，一直琢磨着要不要进一步发展，但是我们俩都没经验，如何才能让初夜"尽善尽美"呢？

### 专家释疑

对于新婚期的青年男女来说，一个眼神、一个动作都可能勾起彼此心中熊熊燃烧的欲火，并渴望着与对方有更亲密的身体接触。然而，对于没有性爱经验却又希望能给对方一次完美的初夜经历的朋友来说，如何让初夜更加完美是一件令人无比困惑的事情。

（1）完备的性爱知识是初夜前必不可少的。熟悉生殖系统的解剖结构有助于双方对彼此的身体有更加深入的认识，确保能顺利地找到阴蒂和阴道口；了解多种性爱姿势有利于性爱过程的持久进行，也有利于双方更好地享受性爱的愉悦。

（2）由于双方都没有性爱经历，第一次难免会有些腼腆、羞涩。此时，浪漫的环境、暖心的话语、温柔的拥抱都可以在缓解对方紧张情绪的同时，让对方沉浸在恋爱的温馨甜蜜里。

（3）对于初夜的男女来说，一个舒服的热水澡不仅可以让自己更加干净、整洁，还可以缓解紧张、焦虑情绪。在切入正题前，辅以温柔的抚摸、甜蜜的亲吻，从锁骨到耳根，可以充分燃起对方的情欲，让初夜充满激情。

（4）充分的前戏后，就该切入正题了。一般来说，如果双方都没有性爱经历，插入过程是非常曲折和坎坷的。双方应该根据彼此的需求迎合对方的行动，照顾彼此的感受。男方不能因为急于求成而不顾女方的不适与疼痛；女方也不能因为腼腆而完全处于被动，可以从言语上、身体上给对方鼓励与反馈。

（5）当激情褪去，一切也终恢复平静。此时，可以给彼此一个柔情满满的拥抱，让对方感觉到自己是她（他）坚强的依靠。无论此次初夜经历完美与否，都应该对彼此进行鼓励、赞美和肯定，以增加对方的自信心，让对方相信这是一次尽善尽美的初夜经历。

# （二）

# "性福"生活有技巧

1. 婚后该不该避孕，选择哪种避孕方式最佳？

**小困惑？**

　　我刚结婚，两人事业也刚起步，都忙，该直接采取避孕措施吗？我又怕采取避孕措施影响夫妻感情，请问什么样的避孕方式比较合理？

**专家释疑**

　　年轻的夫妻婚后暂时不想要孩子的想法是非常常见的，这个时候选择最适合自己的避孕方法对"性"福和健康都非常重要。大多数夫妻通过放置宫内节育器避孕，但此方法存在感染、出血、疼痛等副作用，甚至造成不孕的严重后果。一般来说，常见的避孕方法有以下几种：

　　（1）使用避孕套。由于避孕套价格低廉、使用方法简单方便，避孕效果较好且无副作用，已成为目前使用最广泛的避孕手段之一。

（2）口服避孕药。短效避孕药是最常规的避孕方法之一，具有安全、有效、舒适等优点，同时它对女性生育能力和后代的健康发育没有不良影响，停药后即可怀孕。目前市面上的短效避孕药都是以28天为周期，需要每天服用，连续服用21天后停药7天。

不宜使用长效类药物，长效口服避孕药、长效避孕针或男用棉酚类药物等因为停药后生育力恢复缓慢，甚至难以恢复，以及恢复排卵时间比较长等原因，可能对今后孕育产生一定影响，所以不适合有生育要求的年轻夫妻。

紧急避孕药对身体伤害极大，一般一年不要服用2次以上。而且只对前一次房事有补救作用，对服药后的房事没有效果，不能作为常规的避孕方法。

（3）避孕药膜。在使用避孕药膜时应注意，严格按照说明书的指定步骤进行。同时还应注意：①如果放入半小时仍未性交，应重新再放一张，药膜团也不宜太紧，否则影响其溶解的速度和效率。对于阴道分泌物较少的女性来说，药膜不太容易溶解，不建议用此法避孕。②避孕药膜一片只能保证一次避孕效果，性爱完后，不要立即冲洗阴道。不洗药膜也会随着阴道分泌物排出体外，不会对身体造成伤害。

（4）安全期避孕。安全期避孕，即通过计算女性排卵时间选择受孕概率低的日期性交，以达到避孕目的。该方法应慎重使用，因为避孕效果并不十分可靠。对于新婚夫妻来说，性生活相对比较频繁，在激素作用下，女性排卵的时期可能发生改变或者额外排卵。

##  2. 怎样的性生活频率和节奏比较和谐?

### 专家释疑

一般来说,性生活以每周2~3次为宜,但由于个人体质不同,不同年龄阶段的人在生理需求上也不一样,青年人通常比中老年人的性生活频率更高。其实,只要夫妻双方有足够的精力和时间,在性爱过程中能达到性高潮,并获得性快感、满足感,次数与时间也不必要过分追求。

另外,关于一次性生活多长时间比较合适的问题也很有争议。有的人认为,时间越长就越能获得性满足,其实这种看法并没有科学依据,性生理研究表明,单次性生活时间过长对双方身体都不利。

一是,在性生活时,双方的性器官都处于高度充血状态,并且在性爱过程中,人体的许多组织器官也都有参与。例如,全身肌肉会紧绷,排汗增加,血压升高,心肌收缩加强,心跳加快,呼吸变得急促,血管扩张等,身体的能量消耗明显增加,代谢也会增强很多。如果性爱的时间过长,双方都会因过度的体能消耗而感到疲惫,甚至双方出现全身乏力,精神萎靡,这样势必影响第二天的工作,也会影响夫妻感情。

二是,在性爱过程中,时间越长就越容易引发各种疾病。有研究表明，性爱时间过长，男方容易引起前列腺炎等疾病，女方则比较容易引起尿路感染等。

一般给出以下建议：男性20~30岁，一般是3次/周，30~40岁，2次/周，40~50岁则为每周1~2次，50~60岁每个月3次左右。这只能作为参考。正常男子性生活次数是有限度的，如果过于频繁，就容易造成身体方面的不适。至于时间，夫妻双方都满足就可以了，并不是时间越长越好。

### 3. 什么是精液过敏，发生时该如何应对?

**小困惑?**

为什么在首次性生活后，感到下身痒得难受，而且还觉得恶心、胸闷、皮肤瘙痒。不过几小时后症状基本就没了，后来性生活后又出现了。听说这是精液过敏症。请问为什么会产生精液过敏呢，应该怎样治疗呢?

**专家释疑**

精液过敏是指女性过敏体质者在男方的精液射入女方阴道内时，因男方精液抗原性比一般人较强或女方是严重的过敏性体质，所引发的过敏反应。主要表现为阴部瘙痒和水肿、荨麻疹、分泌物增多等症状，严重的也可引起胸闷、呼吸急促、全身发痒等。部分男性也有精液过敏现象。女性精液过敏多发于房事后30分钟内，出现外阴瘙痒或刺痛，阴道变红，阴道分泌物增多，有时会出现荨麻疹。这些情况一般在几个小时以后消失。出现荨麻疹以后，可以口服苯海拉明等抗过敏药物来缓解。如果情况比较严重，建议及时就诊。

对精液过敏的人来说不必过分忧虑，特别是女方不要因此产生恐惧心理。只要注意预防和药物治疗，就可以逐渐解除而治愈。对于治疗，我国目前主要采用抗过敏药物对症治疗。

性交前半小时可口服抗过敏药物，如苯海拉明、阿司咪唑、氯苯那敏等，按说明用药，对轻度过敏的人有较好的疗效，对重度过敏的人可以减轻部分症状。如果遇到过敏情况，应马上用温水清洗阴道及阴部，水中可加少量精盐，男方也应及时清洗外生殖器，也可用稀释过后的丈夫精液给妻子做医疗注射（一定要在医生指导下操作），以此降低妻子的速发型超敏感性，达到减少再次接触丈夫精液时发生过敏反应的可能性的目的。症状严重者应及时就医。或者也可以采用以下方法预防：

（1）房事时，在女性生殖器涂抹少许地塞米松软膏，以减轻局部过敏反应。

（2）使用避孕套，阻止精液直接进入女性体内。

（3）房事结束后，女方可采取蹲姿让精液从阴道流出，并及时用温水清洗阴道。

## 4. "非主流"的性生活会影响夫妻感情吗？

**小困惑？**

结婚后，老公经常提出口交等要求。我觉得挺脏的，一直拒绝。后来看他不怎么开心，就尝试着破例，但思想上还是有些放不开，我该怎么办呢？

**专家释疑**

首先要明确一个观念，就是口交无害。其实很多人对口交很敏感，觉得这样的想法很变态。那么到底应该怎样看待口交呢？其实，口交是一种性替代和性辅助的行为，分为女方给男方口交，或者是男方给女方口交，这是一个非常正常的性活动。在性生活过程中，口交也是一种常见现象。在双方都能接受的前提下，适度的口交可以增进夫妻双方的感情，还可以体会到另一种特别的性美妙。但是有的人思想比较保守，无法接受口交，这种情况双方可以多做思想交流，性生活还有其他形式，不必纠结于口交这一种。当然，实在不能接受也不要强求，毕竟夫妻感情为重，不要因为这一种快感而影响到家庭的和谐。

关于口交要强调的一点就是卫生问题，在双方都没有生殖器疾病并且性活动前做好了相关清洁的情况下，口交是比较安全的。但是并不提倡经常口交，夫妻双方不要沉溺于口交。因为我们的口腔并不是完全无菌，在口交时可能会把口腔中大量细菌附着在生殖器官上，容易引发泌尿系统和生殖系统的感染等疾病。如果在夫妻双方都有意愿接受的情况下口交，要做好生殖器的清洁卫生和口腔卫生。

# （三）

# 为了宝宝"加把劲"

## 1. 备孕有哪些注意事项？

### 小困惑？

　　结婚快 1 年了，我和丈夫都准备要一个孩子，但是如何才能生一个健康的宝宝呢？有哪些注意事项呢？

### 专家释疑

　　对于每一对步入婚姻殿堂的新人来说，有一个健康的宝宝是最期待、最渴望的事。都说孩子是父母爱情的结晶，他不仅能维系家庭，还能给家人带来无尽的欢乐。那么，如何才能拥有一个健康的宝宝呢？这是一件万千家庭都极为关注的事情。

　　（1）孕前体检。孕前体检作为一种科学有效的筛查手段，不仅可以检测出夫妻双方所携带的各种传染病、免疫病，还能对遗传病的发病风险进行评估，为胎儿的安全提供基础保障。一般来说，孕前检查时间以备孕前 1~6 个月为宜。若经检查夫妻双方患有生殖系统疾病、肝炎等传染病、血液病、免疫病等，则应进行正规治疗，待疾病康复后再行怀孕；若胎儿患某种遗传病的风险较高，则应进行遗传咨询，与医生共同商议处理方案和应对措施。

（2）养成良好的生活习惯。①每天保证 10 小时左右的睡眠时间。充足的睡眠不仅可以让准妈妈精力充沛，还可以提高其免疫力，为孕期健康做好准备。②合理营养，荤素搭配。部分准妈妈为了保持身材，通常会选择节食减肥，这样会造成营养单一，不利于宝宝健康。③忌辛辣、油炸等刺激性食物及烟酒、咖啡、可乐型饮料等。④慎重服药，如病情严重，可在医生指导下合理用药。⑤适当运动，锻炼出一个健康的体魄，在提高免疫力的同时可降低分娩难度，但切忌运动过度。⑥选择适当的方法缓解压力，时刻保持愉悦的心情。⑦适当补充叶酸，有利于宝宝发育，同时可避免胎儿畸形。⑧注意私处卫生，避免感染各种妇科疾病。

（3）创造适宜的妊娠环境。①避免出入嘈杂的公众场所，如 KTV、酒吧、电玩城等，以避免噪声对机体的损害以及二手烟的吸入。②准爸爸应戒烟、禁酒，以降低出现胎儿畸形的概率。③房间时刻通风，保障空气流通，切忌入住新装修的房屋。

（4）选择合适的备孕时机。①合适的生育年龄。一般来说，女性的最佳生育年龄为23~30岁。若年龄过小，则生殖系统未完全发育成熟；若年龄过大，则卵巢功能减退，卵子质量降低。适龄生育，不仅可以为宝宝健康成长提供物质保障，还可以降低妊娠并发症的发生率以及畸胎、胎儿遗传病（如唐氏综合征）的发病风险。②受孕季节。一般而言，九月受孕，五月分娩最佳。适宜的温度，适宜的风景都有利于刺激性激素的分泌，大大增加了受孕成功的概率。秋高气爽，果实累累，酸甜可口的节令水果在刺激孕妇食欲的同时还可有效缓解早孕反应的恶心与不适，除此之外，各种维生素的摄入还可均衡孕妇的营养，有助于胎儿的健康成长。③受孕时间。俗话说，一年之计在于春，一日之计在于晨。但对于备孕的夫妇来说，一日之中，受孕的黄金时段是下午五点到七点。此时，女性体内孕激素含量达到高峰，对排卵有更好的促进作用；男性精液量多，精子含量高，活动度大，有利于精卵结合。④关注排卵。对于平日月经规律的女性，可以自行推算排卵日期；对于月经不调的女性，可以在医生的指导下定期监测排卵，以增大受孕概率。

（5）健康的性生活。①注重性爱卫生。受生殖系统的解剖结构等多种因素的影响，不卫生的性交习惯可引起多种细菌感染，引发各种生殖系统炎症。②合适的性生活频率。对于新婚夫妇来说，新婚宴尔，难免会沉溺于性爱的愉悦中，而不加节制。然而，受精液的产量所限，频繁的性生活会影响精液分量、精子含量和精液质量，不利于受孕，即使受孕，胎儿的健康也会缺乏保障。若性爱频率过低，精液储存时间过长，会使精子老化。此时，精子活动度降低，甚至失去活动能力，最终无法完成受精。一般来说，新婚期适宜的性交频率是 2~3 次 / 周，可根据自身状况酌情增减。备孕的夫妻需在排卵前 3~5 天停止性交，以获得高含量、高动度的精子。

**2. 性生活后精液外流会影响受孕吗?**

**小困惑?**

　　我和妻子现在处于备孕阶段,但每次射精后精液都会从阴道流出来,这样会影响受孕吗?

**专家释疑**

　　性交后精液外流现象十分普遍,属正常现象,并不影响受孕。要知道,男人每次射精时,排出的2~6毫升精液中含有数以亿计的精子。但是,能披荆斩棘、克服重重阻力完成精卵结合过程的精子只有一个。一般来说,由于阴道后穹窿对精液的容纳量有限,超出其容量,精液只能外溢。只有质量优良、运动力强的精子才能完成从阴道到子宫再到输卵管的全过程;对于那些缺乏竞争力的精子,最终也只得难逃随多余精液从阴道排出的命运。由于精液自身成分及女方的性高潮均能刺激子宫收缩,射精后精子通过宫腔到达输卵管的速度是很快的。因此,通过用枕头垫高臀部,增加精液在阴道停留时间,以增加受孕概率,以及在射精后立马直立起身,排出精液以避孕的做法都是不科学的。

四

# 孕期、产后、计划生育的性问题

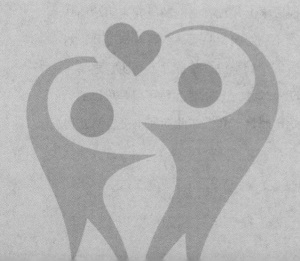

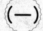

# （一）
# 孕期性生活

**1. "前三后三很危险，所以中间很安全"的说法正确吗？**

**小困惑?**

　我听说怀孕的前 3 个月和后 3 个月不能同房，怀孕期间还想过正常性生活，该怎么办呢？

**专家释疑**

　　首先，你要知道，目前医学上并没有明确的研究表明孕期性生活会对母亲和胎儿有什么不利影响。除了一些特殊情况外，对于身体健康和胎儿发育正常的孕妇来说，禁欲并不是明智之举。孕期的性生活不是被禁止的，健康而适度的性生活不仅是可以的，还能大大增进你和丈夫的亲密感情，女性在此期间也更容易获得高潮。

　　孕期的性生活到底该怎么过呢？孕期女性阴道充血，黏膜变得脆弱，内环境发生改变，抵抗力下降，性生活时要注意卫生。性生活前后都要清洗阴部，并严禁将手指伸入阴道，避免发生感染。患有高血压或感染性疾病的孕妇，不宜过性生活。孕期前 3 个月和后 1 个月，应尽量避免性生活。孕早期胚胎和宫壁连接不是很紧密，此期间过性生活易致流产；孕晚期性生活易致早产。既往有流产和早产病史的孕妇，应禁止性生活。

　　在性生活中或性生活后，如果发现阴道流液或流血，应及时去医院就诊，切勿自己处理，以免延误治疗。在怀孕期间，夫妻双方一定要相互体谅、相互体贴，共同度过这一生中的特殊时期。

## 2. 怀孕期间同房对胎儿有影响吗？

### 小困惑？

　　我怀孕之后性欲反而比以前强烈了，但是又担心同房会影响腹中的胎儿，我想知道怀孕期间同房到底会不会影响胎儿？

### 专家释疑

　　目前，尚未发现孕期性生活导致胎儿畸形、生长受限等案例，但是有个别案例显示孕期性生活会诱发早产，因为精液中含有前列腺素，有促进宫颈收缩的作用，所以建议怀孕期间性生活应戴避孕套。孕期性生活应注意姿势，避免孕妇的腹部受到太大的压力，以及子宫受到连续剧烈的撞击。怀孕期间女性体重增加、身体笨重，性生活时容易疲劳，所以同房频率及时间要慎重，避免母亲身体疲劳影响胎儿。母体本身没有基础疾病，同房是不会对胎儿造成危害的。

另外，孕期女性受激素的调节，性欲有增有减，不论是需求增加还是减退，都不必焦虑。从人性和心理学角度来讲，女性被动的性生活方式是压抑潜意识的表象。许多雌性的动物在怀胎之后，就完全拒绝与雄性再交配，是一种本能的保护行为；但对于具有高度丰富情感的人类，完全禁欲是没有必要的。

孕期妇女相关性保健知识缺乏，妇女性观念趋于保守，不能充分享受孕期性生活，也会影响生活质量。如果怀孕期间身体健康没有妊娠期并发症，孕期适度享受性生活，心情愉悦、生活质量高，会有助于宝宝在腹中的发育。

 ### 3. 孕期性生活中丈夫该注意些什么？

 **小困惑？**

老婆怀孕后进行性生活时我应该注意些什么呢？

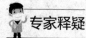

和谐美满的性生活，应该是两情相悦，在双方都自愿的情况下进行的。尤其是在孕期，若一方对性生活心存顾虑，另一方切不可强迫。受激素的调节，有些人的性欲会有所减退，有些人会有所提高，丈夫应该理解妻子在这方面的变化，尽量顺应之。

妻子怀孕期间腹部不能受到太大压力，有些体位需限制，比如骑乘位、屈曲位，容易引发流产或早产。一般来讲，侧卧位最安全。丈夫在后面抱着孕妇，一方面便于爱抚，另一方面动作不会太大。另外，可以尝试口交、手交等性交方式。男性在饮酒后不宜过性生活，以防自己控制不当，对孕妇的身体形成太大的压力，造成不良后果。性生活的频率也要掌握好，以不产生疲劳感为度。有些孕妇性生活时容易疲劳，更需要丈夫的体贴。

作为一个有担当、有责任感的男人，妻子怀孕期间更应悉心照料、同舟共济、共渡难关。

# 产后的那些"性"事

### 1. 顺产后阴道会不会变松弛，会影响正常性生活吗?

**小困惑?**

我听说顺产后阴道就会变得松弛，影响以后的性生活，影响和老公之间的感情。但是我又不想做剖宫产，到底顺产会不会导致阴道变松?

**专家释疑**

现如今，新妈妈们越来越重视产后性生活恢复的质量，她们担心顺产后阴道会变得松弛从而影响性生活质量，所以越来越多的孕妇选择剖宫产，我国的剖宫产率也在逐年增加。那么，不同的生产方式对妇女的产后阴道收缩力和性生活质量到底有没有影响呢?

大量的调查数据结果显示，阴道自然分娩、会阴侧切、剖宫产产后 42 天和 3 个月的阴道收缩力比较，差异无统计学意义。也就是说，分娩方式并不会影响产后性生活质量。会阴侧切术的最初目的就是预防顺产时会阴严重裂伤，降低产后尿失禁和排便障碍的发生率，促进产后性功能恢复。所以，自然分娩并不会影响产后性生活的质量，阴道松弛也不一定就是顺产导致的。

##  2. 产后什么时候可以恢复正常性生活？

### 小困惑?

我产后 3 个月又怀孕了，又要去医院做人流，不是说哺乳期不会怀孕吗，为什么？生完孩子什么时候才能恢复正常性生活？

### 专家释疑

产后 1 年内到医院做人工流产的新妈妈越来越多，有的甚至产后 3 个月就又怀孕了，为什么呢？主要原因有两个：不避孕和不会避孕。我国产后新妈妈 1 年内的人工流产率高达 12.8%，近 17% 的新妈妈 1~2 年内没有采用有效的避孕方法，产后发生意外妊娠的女性中 44.9% 没有使用过任何避孕措施。

刚生完又怀孕，新妈妈们不避孕，主要存在以下几个误区：①很多人认为哺乳期不会怀孕。确实有一种"哺乳闭经"避孕法，但是这需要同时具备 3 大条件：产后半年之内；接近完全的母乳喂养；完全闭经，也就是一点儿月经都不来。只有这 3 个条件都满足，才能达到一定的避孕效果。但实际上，同时满足这 3 个条件没那么容易，并不是说哺乳就会闭经。这段时期排卵少且不规律，所以新妈妈的受孕率要比正常女性低一些。但也正是因为这样，意外怀孕反而更容易发生。②产后没来月经前同房不会怀孕。很多新妈妈这样认为，其实不然！因为产后第一次的排卵不一定是在月经结束后，有些人是在月经来之前。因此，如果想等月经恢复了再开始避孕，那么极有可能会中招。③产后偶尔同房一两次不会怀孕。一些小夫妻心存侥幸，觉得产后忙着照顾宝宝，一个月也同房不了两次，偶尔的一次不会怀孕。加上新妈妈产后觉得采取避孕措施不舒服，因此选择不避孕。这些侥幸心理都有可能酿成"大祸"，如果产后没采取避孕措施同时月经又迟迟未来，则需留意再次怀孕的可能。④"安全期"避孕很安全。对于正常人而言，安全期避孕都不是绝对安全的，何况是产后的新妈妈。一般来讲，"前七后八"被称为安全期。但是，有一项调查表明，采用"安全期"避孕的100个人里，一年会有20个左右怀孕，失败率不低。所以，新妈妈们产后性生活要慎重。那么，产后多长时间可以正常性生活呢？一般过了42天，新妈妈一切恢复正常就可以。

## 3. 产后性交痛如何缓解？

**小困惑?**

生了孩子之后同房经常会很痛，生孩子之前从未痛过，这是怎么回事？怎么缓解呢？

产后性交痛主要有以下两个原因：①产后性欲下降导致阴道干涩从而导致性交痛；②妊娠时盆底肌肉损伤或分娩时会阴侧切、裂伤导致盆底肌肉损伤，从而引起性功能障碍。缓解产后性交痛并不难。首先，适当进行体育锻炼，加强盆底肌肉的功能，能有效缓解产后性交痛；其次，夫妻双方要多交流、沟通，增进感情，增加性生活上的沟通，达到充分的性刺激，排除性交疼痛带来的心理障碍。有些产妇生产过后要照顾孩子同时还要工作，身心疲惫导致性欲下降，无心享受床笫之欢，要学会适当放松心态，增加夫妻双方的感情交流。外在的身体因素和内在的心理因素同时调节，可更快、有效地缓解产后性交痛。

## 4. 产后性生活选择何种避孕方式最佳？

**小困惑？**

生了孩子之后，随着身体的逐渐恢复，中断了几个月的性生活重新被提起，但又怕再次怀孕，还没做好要二胎的准备，怎样避孕最好呢？

专家释疑

产后6周左右身体逐渐恢复，恶露也逐渐干净，夫妻之间的亲昵是在所难免的，也是必要的。产后月经恢复因人而异，不来月经并不意味着不排卵，如果因此而忘记避孕，则可能"不知不觉"地怀孕了。所以，产后避孕要严格执行。哺乳期的妈妈，可先施用阴道隔膜、男用避孕套辅以避孕胶冻等；产后满3个月（剖宫产半年）后，可放置宫内节育器，简便有效，可长期使用；不哺乳者可口服避孕药。无论怎样，一旦性生活开始，就必须采取避孕手段，不管是否来月经或是否哺乳。产后接着怀孕者不乏其人，这时对身体的恢复是很不利的，所以，产后避孕是必要的。

## 5. 产后阴道功能锻炼怎么做？

**小困惑？**

生完孩子几个月了，做妇科检查时医生说我没有进行产后功能锻炼，出现了子宫一度脱垂，请问子宫脱垂怎么办？现在锻炼还来得及吗？

**专家释疑**

分娩过程中盆底肌、子宫韧带及筋膜均过度延伸，盆底组织受损，张力降低，易引起子宫脱垂。及时的产后功能锻炼可有效预防子宫脱垂，这里要向大家介绍一种锻炼方法：凯格尔运动。

凯格尔运动又称会阴收缩运动，通过伸展骨盆底的耻骨尾骨肌来达到增强盆底肌肉张力的目的。进行凯格尔运动不仅能预防子宫脱垂，对预防生产导致的压力性尿失禁也很有帮助。同时也能防止阴道松弛，促进夫妻关系的和谐，怀孕期间即可开始进行锻炼。

首先找到凯格尔肌肉，最简单的方法是小便中途憋住尿液，收缩的肌肉即是你需要锻炼的凯格尔肌肉。如果这样有困难的话，也可以将你的手指放在阴道里面并按压周围肌肉，你可以感觉到肌肉收缩和骨盆底向上移动，放松时感觉到骨盆底重新移回。

找到凯格尔肌肉后就要尝试收缩凯格尔肌肉，同时放松其他肌肉。保持呼吸顺畅，先收缩5秒（一开始可以只收缩2~3秒，循序渐进），再放松10秒，让肌肉得到充分的休息，然后再开始下一次，重复练习。将注意力专注到你的骨盆底肌肉上，做的时候将手放到腹部，确保腹部肌肉充分放松，若是没有感到腹部肌肉收缩则说明你的方法是正确的。你可以躺着做，站着做，坐着做，等熟练后，随时随地都可以进行练习。使用正确的方法坚持一段时间后你会发现阴道更加紧致，产后尿失禁及轻度子宫脱垂也可以得到改善。

注意事项：

（1）寻找凯格尔肌肉时不要反复阻断尿液，容易引起泌尿系统感染。用手指按压阴道肌肉时也应注意手指清洁卫生。

（2）尽量不要屏气，想象你的肌肉与呼吸一起收缩，吸气时收缩，呼气时放松。

（3）尽量排空膀胱中尿液。

# （三）
# 计划之中与之外的性生活

## 1. 避孕会影响正常性生活吗？

### 小困惑？

我和老公平时都规律避孕，有的时候总感觉他提不起什么"性"趣，是因为避孕影响了性生活吗？

### 专家释疑

首先，避孕有很多种方法，有避孕套、宫内节育器、避孕药等多种形式。如果是避孕套避孕的话，多多少少会影响性体验。尤其是男性避孕套，往往是在男性即将达到高潮时戴上避孕套，这样往往会影响两个人对快感的体验，但是并不会影响正常的性生活。宫内节育器及避孕药则不会出现这种现象，同时也不会影响正常的性生活。所以，避孕并不影响正常性生活。保持良好的、和谐的性生活，需要夫妻双方共同协调、共同维持。

## 2. 哪种避孕方式最安全可靠?

### 小困惑?

我和老公新婚不久，想好好感受一下二人世界，暂时还不想要孩子，但性生活的频率比较高，哪种避孕方式比较安全呢?

### 专家释疑

避孕方法分为工具避孕、药物避孕和其他避孕法。工具避孕方式有：安全套、女用避孕套、宫内节育器等。药物避孕的药物主要有：口服避孕药、针剂避孕药、阴道杀精剂。其他避孕方法有：阴道避孕环、阴道隔膜 / 子宫帽（配合杀精剂）、安全期避孕等。对于新婚宴尔来说，建议使用避孕套或者避孕药避孕，成功率高又简单方便，而且不影响日后备孕，安全期避孕相对来说失败率较高；对于已婚多年没有生育要求的夫妻来说，则建议宫内节育器避孕，既方便又不影响性体验。对于避孕方式的选择，不论何种避孕方式，都存在失败的风险，正是不成功便成"人"，所以，应以"人"为本，合理避孕。

## 3. 绝育后会影响正常性生活吗?

### 小困惑?

我和老公觉得戴避孕套比较麻烦，所以我想去做绝育手术，但是又怕影响性生活，该怎么办呢?

**专家释疑**

首先，不论男女，绝育手术都不会影响正常性生活。如果做了绝育手术后性生活受到了影响，一定是其他方面出了问题。对于男性来说，结扎并不等于阉割，有的人做了结扎手术后误认为是做了"阉割"，不仅自己的男人性征会从此改变，也将影响自己的性生活。殊不知，这样的认识是毫无道理的，是错误的。"阉割"是切除睾丸，使其不能产生精子及分泌性激素，从而失去男性的特征和性功能。而输精管结扎术丝毫不影响睾丸的功能，睾丸还照样正常产生精子，依然正常地分泌性激素和维持正常性功能及促进男性特征的发展。对于女性来说，绝育手术即输卵管结扎术，同样，只是阻止卵子排出，并不影响性功能。所以，想要绝育不必担心会影响性功能。

## 4. 带"环"就一定能成功避孕吗？

**小困惑?**

我已经生了两个孩子了，不想再生了，听说带"环"安全又方便，但是我身边的几个朋友带了"环"又怀起了，难道带"环"还可以怀孕吗？

**专家释疑**

带"环"避孕就是将一个小型的金属装置放入子宫内，产生异物反应，阻止受精卵着床，从而达到避免怀孕的目的。为什么带"环"怀孕屡见不鲜呢，有很大的原因是金属的活性消失了，相当于放了一个异物在子宫内，但是并没有发生任何反应，起不到任何作用；还有一种可能性很小的原因就是本身的子宫太"强大"，轻微的异物反应并不能影响受精卵着床。所以，受精卵进入子宫后成功着床而怀孕。带"环"怀孕的可能性还是较低的，一旦发生，及时终止妊娠。

##  5. 避孕药有没有副作用？

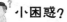 **小困惑？**

我经常靠吃避孕药避孕，最近又听说避孕药可以调月经、治痛经，我想知道避孕药有没有什么副作用？

### 专家释疑

不管是什么药物，由于每个人的身体状况不同每个人对其的耐受程度及发生副反应的概率都不同。例如，最常见的复方口服避孕药，这种药不适用于超重或烟龄较长的女性，而且有较低的导致血栓、乳腺癌的风险，还可能引起头疼、恶心、情绪改变、乳房肿胀等短时出现的副作用。所以，避孕药的副作用是有的，但是你服用之后会不会出现或者能不能耐受就不得而知了。

## 6. 怎样正确使用避孕套?

**小困惑?**

我们新婚宴尔,对避孕套的使用还不是很熟悉,能指导一下到底怎么使用吗?

**专家释疑**

避孕套有两种,男用避孕套和女用避孕套,市面上最常见和人们最常用的是男用避孕套。男用避孕套是在每次性交开始前用手指捏住安全套前端,把空气挤出,再套在勃起的阴茎上。射精后,趁阴茎仍然勃起时,紧握着安全套边缘把阴茎从阴道内完全抽出。如果正确使用,避孕成功率可高达98%。而女用避孕套是将内环紧贴阴道壁置入阴道末端,外环始终处于阴道口外部。性交过程中,引导阴茎由外环进入安全套。性交结束后取出时应捏紧安全套,慢慢旋转外环并缓缓地拉出,它的使用方法相对较复杂,所以使用的甚少。掌握男用避孕套的正确使用就够了,熟能生巧,有效避孕。

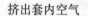
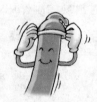

挤出套内空气　　自上而下,套至根部

**7. 哺乳期月经来潮之前还需要避孕吗?**

 **小困惑?**

　　我生完孩子 4 个月了, 正在喂奶, 月经也没有来, 是不是月经没来就说明没有排卵, 是不是可以不用避孕?

 **专家释疑**

　　哺乳确实可以延缓排卵, 起到一定的自然避孕作用, 但是在月经复潮之前仍然有可能排卵, 因此, 哺乳期并不是绝对的安全期, 再次怀孕的风险是比较大的, 因而更需要采用适当的方法严格避孕。最好的方法是坚持正确使用安全套, 而不用避孕药, 因为药物可能会通过母乳进入婴儿体内, 引起婴儿性早熟。

 **8. 做了人流手术后会影响正常性体验吗?**

 **小困惑?**

　　我和老公还没准备要孩子, 但不小心怀上了, 想要做人流手术, 人流手术是怎么做的, 会影响以后的性生活吗?

 **专家释疑**

　　人工流产的方式有药物流产和刮宫术。药物流产即服用米非司酮和米索前列醇片, 促进子宫收缩, 从而使妊娠组织自行排出。但是一旦药物流产失败, 需要做清宫手术, 手术容易造成子宫内膜的损伤, 尤其是在消毒不严格的情况下, 可能导致感染, 甚至会引起盆腔炎、不孕症等。当出现这些情况后，由于腹痛、性交痛等一系列不适，可能会影响两个人的性体验，久而久之，导致两个人的感情不和谐。还有一部分人由于人工流产造成心理阴影，不想再怀孕，害怕同房，从而影响到两个人的性体验。

 ## 9. 人流手术前和人流手术后能同房吗？

 **小困惑？**

我已经怀孕 2 个多月了，但是检查出来胎停，医生说要做人流手术，但是有的时候老公又想要得不得了，我想知道做人流手术之前和之后能同房吗？

**专家释疑**

人工流产的方式之前已经提到。早孕期应该尽量避免同房，因为胚胎着床期同房会增大流产的概率，一旦发现胎停，也应该避免同房，避免发生感染从而引起阴道炎、盆腔炎等。人流清宫后，身体的激素水平和内分泌水平都需要一段时间恢复，所以建议 1 个月内尽量避免同房，等到身体完全恢复后再行乐也不迟。

 ## 10. 经期到底能不能同房？

 **小困惑？**

我有时来月经的时候也特别想要，但是听过"月经期间禁止性生活"，那么经期到底能不能同房呢？

**专家释疑**

月经期间阴道流血，血液是细菌的良好培养基，期间同房会增加同伴或者自身的感染概率。有些妇女有痛经，经期同房可能会加重痛经，还有发生阴道炎的可能，甚至上行感染引起盆腔炎。所以，何必为了一时之乐给自己和她带来痛苦呢。爱的抚摸、爱的抱抱都是表达感情的方式，换一种形式亲昵，也许更能够增进你们之间感情。

## 11. 不孕与性生活不规律有关吗?

**小困惑?**

我和老公备孕1年了，可无论如何总是怀不上。有的时候"性"趣很强，有的时候又心灰意冷，所以我和老公的性生活总是不规律，怀不上跟这有关系吗?

**专家释疑**

夫妻双方正常同房超过1年，在没有采用人工手段避孕的情况下无法成功受孕就称为不孕不育症。不孕不育虽然不致命，却对夫妻的感情生活甚至家庭造成不小的打击。导致不孕不育的因素有很多，如男女生理上本身存在器质性疾病，双方的精神、心理压力等。像你们夫妻，同房未采取避孕措施超过1年都没有怀孕，需要到医院进行不孕不育相关检查。此外，性生活的频率和次数倒没有什么影响。所以，还是要正确备孕，不要有心理上的顾虑，夫妻双方及时到医院做孕检，保持愉悦的心情耐心等待爱的结晶。

# 五

## 中年女性常见性问题

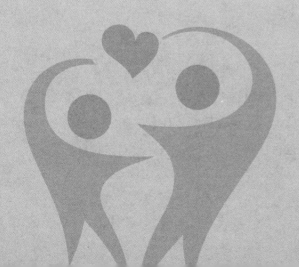

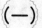

## （一）
# 性欲

**1. 性欲低下？这些诊断标准你必须知道。**

**小困惑？**

我和丈夫刚结婚1年，在前半年，我们的性生活一直非常愉快，但最近几个月以来，我和他在一起的时候一直提不起兴致。他也向我反复抱怨过几次，我担心自己可能患了性欲低下，咨询了一些朋友也查了很多资料，也不确定是不是真的。怎样才算是性欲低下啊？

**专家释疑**

性欲，就是指对性的渴望，是一种本能的欲望。

美国精神病学会《诊断与统计学手册》（第三版）的标准（DSM-IIIR）认为，性欲低下是指患者持续地反复缺乏对性活动的主观愿望和参与意识，包括性梦和性幻想，当性被剥夺时也无挫折感。

性欲受到年龄、性别、身体健康状况、性取向、居住条件、个人生活方式等诸多因素的影响，但我们通常认为，夫妻双方性生活的频率在半年时间内低于每月2次，可以提示性欲抑制。不过这不是绝对的标准，还要注意行为、情感和认知等方面的问题。

受到我国历史和传统文化的影响，女性有性欲被认为是羞耻的事情，甚至是"荡妇"，所以女性会长期下意识地压抑自己的性欲，导致性欲低下。因此，女性要首先改变自己的性观念，认识到性欲就像吃饭睡觉一样是人类的正常需求，许多问题可能就会迎刃而解。

## 2. 和老公性欲不协调该怎么办？

 **小困惑？**

我结婚3年了，最近1年以来我和老公的性生活相处非常不愉快，他时常提出性要求，不管我当时的想法，我拒绝过他几次，之后每次遇到这种事情的时候我们就会闹矛盾。我和他对于性生活的想法有了很大的分歧，请问我现在应该怎么处理呢？

**专家释疑**

性爱对每个家庭来说都是一件非常重要的事情，它不但能使我们心情愉快，促进身心健康，更是夫妻关系的黏合剂、爱情的巩固剂。但每个人性欲的高低和对性生活的渴望程度都有所不同，男女之间性欲不匹配的情况是相当常见的，不必过分焦虑，这需要夫妻双方更多地沟通和磨合来尽量达到一致。但若处理不好会使得夫妻双方渐渐失去信任感，造成夫妻关系的不和谐。

男女之间的性欲肯定会有强有弱，男性在工作压力大、家庭负担重时性欲容易下降，而女性的性欲更易受到情绪和疾病的影响。所以，对于夫妻双方性欲不协调，我们对双方有以下的建议：

对性欲较强的一方：①最好以鼓励代替指责，以肯定代替抱怨，多一点理解和包容。可以选择一起去旅行或吃一顿浪漫的晚餐以培养感情，要试着多去鼓励和肯定对方。②学会使用迂回战术。有研究表明有85%的夫妻认为一起进行体育锻炼有利于他们的性生活改善：一方面其可以促进血流速度，增加机体对触觉的敏感度，另外一方面也可以提高机体肌肉的力量和弹性，使性爱更有快感。此外，夫妻双方一起看喜剧片也有利于婚姻关系的幸福长久。③在性爱前做好充分的准备工作。一些性爱的书籍或杂志，或者令人动情的电影或录像，以及性幻想等手段往往能够更好地激发性欲，增加性爱的频率。④转移性注意力。如果你是性欲较强的一方，而你的日常生活是丰富多彩的，有多种业余爱好，能够在性之外找到多种释放方式，那么尝试把过剩的能量转移一部分到其他方面，这有助于"拉平"你和配偶间的性欲差距。

对性欲较弱的一方：①不要盲目拒绝配偶做爱的要求，尤其是当对方反复提出这样的要求时，一定不要断然拒绝。②把握好做爱的时机。想办法调整好自己的状态，选择情人节或结婚纪念日等时机制造一点儿浪漫，增加一点儿情趣，用以"激发"自己的性欲，会有意想不到的效果。③对性爱保持积极的态度，努力做自己所能做到的一切来保持性生活的稳定，如着装性感、接吻和爱抚等，让对方感受到你的努力。④营造良好的性爱氛围。在性爱过程中放一些舒缓的音乐，或者摆放鲜花、浪漫的饰品来营造一个轻松愉悦的氛围，可以使性爱更顺利地进行。

其实夫妻双方都渴望维持一种稳定而持久的性关系，这需要夫妻双方设身处地为对方着想，并尽自己最大的努力来完成。

##  3. 面对性冷淡，我们能够做的有哪些?

**小困惑?**

我经常在电视里面看到关于性冷淡的报道，我时不时怀疑自己可能得了性冷淡，可以给我具体讲解一下性冷淡的问题吗?

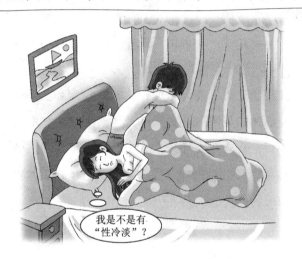

**专家释疑**

女性的性冷淡多发生于更年期、老年期和产后，主要与女性内分泌发生改变、慢性疾病和注意力转移至孩子身上有关。有时候也可见于年轻的女性，其主要表现为性欲低下与性高潮障碍，这已经成为导致夫妻离婚的主要因素之一。

性冷淡的原因可能与心理的、社会的和生理的原因有关，家庭关系不和谐、情绪压力大、经济条件差以及遭受过童年创伤的女性多由于心理障碍而导致在性生活中不能激发足够的性欲达到性高潮，久而久之发生性冷淡。此外，长期酗酒、吸烟的女性发生性冷淡的可能性较普通女性高出数倍，而患有抑郁症的女性也有更高的概率发生性冷淡。

正常女性在性唤起的时候，阴道会分泌黏性液体滋润阴道，以便阴茎顺利进入，而性冷淡的女性往往在性交过程中阴道比较干涩，易引起疼痛与不适感。同时若童年经历过性骚扰、强奸等心理创伤的女性可能对性交产生恐惧而导致性冷淡。在男方提出性要求时多采取拒绝、回避的态度，不愿主动承担性爱过程中的义务，使对方的性欲不能得到满足。

对于性冷淡，患者多可采取药物辅助治疗和心理治疗，推荐患者在专业医生指导下服用性激素等调节药物或采取马斯特斯的性感集中训练法等方法。心理治疗主要是为了消除患者过往的阴影和激发性欲，多采取精神支持疗法和进行性知识教育，鼓励患者多进行积极的自我暗示和激励。

##  4. 性功能保护知识有哪些?

### 小困惑?

我是一名39岁的女性，丈夫是一名商人，平常非常忙，在家的时间很少，经常只有我和女儿在家，女儿现在也逐渐成年了，有了一些对于性的好奇，我想多给她讲一下关于性功能保护的知识，请问我该怎么做?

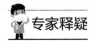

**专家释疑**

有调查研究显示，中国中青年女性中有超过半数患有不同程度的性功能障碍，其中包括性欲减退、性兴奋障碍和性高潮障碍等。而对于性功能的保护可以从以下几个方面着手：

（1）树立正确的性观念。青少年时期是对于性最好奇和敏感的时期，在这个时期普及正确的性观念和性知识对性功能的保护有极其重要的影响。首先，我们要对性去污名化，认识到性行为不是一种可耻和下流的行为。性交不仅仅是为了繁殖后代，更是使我们心情愉悦，保持身心健康的途径。另外，合理的性意识和性冲动均是个人发育过程中正常的表现，每个人都有合理追求性满足的权利，不需要为此感到羞耻和自责。

（2）学会调节生活节奏。随着女性社会地位的提高，现在女性往往承担着比以往更重的社会责任和家庭负担，而高节奏、强压力的生活方式可能导致女性性欲低下或发生性功能障碍。适度的放松，留出足够时间多和伴侣接触可以加强双方感情，对促进夫妻和谐有极其重要的意义。

（3）积极协调伴侣双方关系。健康的性行为是伴侣双方在自愿、平等的基础上完成的，这需要伴侣双方的共同努力才能办到。对于没有怀孕要求的夫妻，一定要做好避孕措施，减少后顾之忧，让自己能够充分投入性爱的享受中。对于初次性交的女性，要积极与对方沟通，消除心理恐惧，尝试不同的方式，使双方都感到舒适和满足。对于性需要和性爱方式充分的沟通和适应是达到双方性满足的重要基础。另外在伴侣双方关系中，男方要学会体谅、关心女方，表现出足够的责任感和关心能够加深双方的信任。在性爱之前有足够的前戏可以对双方的性唤起产生积极作用。男方不要蛮横粗鲁，对于性爱的方式要充分沟通后进行。

（4）保持良好的心态。有强奸、人流、性行为不愉快或者童年性创伤的女性，会对性产生恐惧，在性功能方面往往表现出不同程度的下降。因此，男方可以用爱、倾听和鼓励消除女方的恐惧心理，采取多种方式激发性欲，创造良好的做爱环境，消除女性心理障碍。

## 5. 性欲低下，我该怎么办？

### 小困惑？

我结婚快5年了，前2年我和老公的性生活非常愉快，但最近3年里我对夫妻生活总是不上心，经常拒绝老公的性要求，老公虽然嘴上不说，但对我明显不如以前体贴了，我们的关系也逐渐有些疏远。我很想维持好我的家庭，请问我该怎么办？

### 专家释疑

女性性欲低下是一种常见的女性性功能障碍，大部分是受心理因素的影响，采取积极的心理干预会有良好的效果，主要包括性知识教育和性感集中训练。有研究指出文化程度较低的女性出现性欲低下的概率更大，其发生性欲低下的原因主要是接触性知识渠道少和缺乏必要的性技巧，从而影响了性交的快感和对性生活的满意度。因此对于一些由于缺乏性知识而产生的性生活不愉快、性欲低下的患者，我们有以下建议：①充分学习性知识和性技巧，如女性性高潮的表现、女性生殖系统的结构、如何进行前戏等；②性感集中训练有利于恢复患者生理和心理对于性爱的需求，克服焦虑和紧张情绪，逐步改善性欲低下的症状；③若性欲一直不能恢复，患者可以在专业医师的指导下，服用曲唑酮、甲睾酮等药物进行调节。

## 6. 如何治疗性冷淡？

 小困惑？

我一直对于性要求有着很大的反感，之前交往过几个男朋友都因为我反复拒绝他们的性要求而和我分手了。现在我已经结婚了，老公以前以为我是因为没有结婚所以拒绝他的性要求，但我现在依然很排斥进行性交，我感觉他已经对我不耐烦了，我很想维持这段婚姻，请问我该怎么办？

### 专家释疑

在中国，性一直是一个非常隐晦的话题，因为受"存天理灭人欲"的观念影响，人们一直谈性色变。性欲发生障碍尤其是女性的性功能障碍更是为大众所不齿的问题。许多人为了维持夫妻双方关系的和谐，一直采取隐忍的态度，但长此以往不仅不能给自己带来愉悦，反而会造成夫妻关系不和谐，最终导致家庭破裂。

夫妻双方任何一方的性欲发生障碍均会对另一方产生影响，进一步导致夫妻关系的不和谐。但对于性冷淡的问题，最有效的方法是夫妻双方共同努力，建立和谐信任的伴侣关系，获得更好的满足感和信任感，这要求夫妻双方做到以下几点：

（1）男方应多体谅女方。由于生理的原因，女性往往是慢热型，所以在性交过程中，男方要多顾及女方感受，要有耐心，做足前戏，不可盲目地插入，以免损害女性的阴道和对女性造成不良的心理阴影。同时，男方也应多关心女方的性欲需求，不要单方面追求自身的快感。

（2）学会坦诚和充分交流。对于夫妻双方，在性爱过程中要有充分的交流，尤其是非语言的交流如抚摸、亲吻，了解双方的性需求，发现和寻找对方的敏感点，不断磨合和调整心态与技巧。"知己知彼"是一种良好的心理状态，充分的了解可以帮助夫妻双方更好地理解对方的行为，达到和谐又充满爱意的伴侣关系，建立良好的信任和支持感。

（3）营造良好的性爱氛围，选择合适的做爱时机。一个人的性欲受到自身和环境多方面的影响，不同做爱时机的选择对性交满意度有极大的影响。在双方压力较小、身体状态良好以及浪漫温馨的氛围中，经过合适的前戏可以激发出良好的性冲动，达到双方满意的性生活。

《素女经》有言："三气皆至，神明统归，不寒不热，不饥不饱，亭身定体，性必舒迟，浅内徐动，出入欲希。"说明良好的性爱需要调整好自身的状态，不饥不饱，寒温适宜，身心放松，而且要注意技巧，如传统的九浅一深之法。

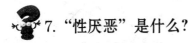

## 7. "性厌恶"是什么?

### 小困惑?

我们夫妻感情很好,但就是在我每次提出性要求时,她都会选择回避甚至是厌恶。我记得有一次我说想进行性行为,她很坚决地拒绝了我,并且还直接离开了,这让我很苦恼,我该怎么处理呢?

### 专家释疑

性厌恶是指因为病理性恐惧而产生的回避性接触的行为,其主要与成长环境、性创伤史和个体生长发育问题所造成的心理因素有关。性厌恶患者可有正常的性欲需要,如阅读性爱书籍和手淫等,对于伴侣的性要求却感到厌恶,常常在一次接吻、拥抱或抚摸后产生。性厌恶可单独或合并其他性功能障碍疾病,我们根据患者对性活动的反应与态度将性厌恶分为四级:

Ⅰ级:只发生在特定境遇下,性厌恶只是针对特定的人或特定的性活动方式。比如:有的人只愿意在家与伴侣进行性交,而对旅行或者外出时伴侣的性交要求产生厌恶。

Ⅱ级:对性交持强烈反感态度,从无主动性要求,但尚能被动接受。

Ⅲ级:不仅从态度上,而且在行为上也极力排斥、回避任何性交活动。

Ⅳ级:不仅从态度上与行为上排斥,而且还会出现病态性躯体反应,如恶心、呕吐、心悸、气短及周身冷汗。

通过心理分析找到出现性厌恶的病因，在专业人士的指导下采取合理的心理支持治疗和性治疗，辅助药物和行为治疗。患者起初时注意避免接触所厌恶的行为或场景，后逐渐进行适应训练，坚持长期治疗，保持良好的心态。

##  8. 性交痛究竟是怎么回事?

**小困惑?**

我结婚不久正处于蜜月阶段，但每次和老公发生性交的时候我都很不愉快，只要时间一长我的下身就会疼痛，到了后来，只要老公一插入我的阴道，我就疼痛得不能够继续进行性行为，老公也不明白到底是什么原因，请问我该怎么办?

**专家释疑**

性交痛主要包括性交疼痛和性交不能，患者所发生的问题是因为性交疼痛而引起的性交不能。这种疼痛有时发生在外阴部，也有时在阴道内部，还可以影响到腹部、腰部、背部。通常情况下性交疼痛在性交时或者性交数小时后发生，严重的性交痛可以影响到夫妻正常的性生活。

性交痛与很多因素相关，主要包括：①幼年期遭受过暴力、强奸的创伤史或初次性交时男性动作粗暴；②缺乏性知识和性技巧；③性交过于频繁；④患有阴道畸形、阴道炎、盆腔炎等疾病；⑤中老年时期阴道分泌物不足，生殖器萎缩；⑥阴道痉挛；⑦有会阴或阴道手术后并发症。

性交痛的患者可以通过学习必要的性知识，多与对方沟通，进行心理咨询调整恐惧情绪，重视前戏。如果是器质性原因，应及时到医院进行就诊。

性交疼痛可分为原发性和继发性或完全性和境遇性。原发性的性交疼痛是指夫妻双方刚开始婚后性生活就出现性交疼痛；继发性的性交疼痛是指夫妻间原有的性生活较满意，后因其他继发因素所致而出现疼痛。完全性的性交疼痛指在任何状态下性交都会发生疼痛；境遇性的性交疼痛是指在某些特定情景下疼痛才出现。

# （二）

# 性唤起

### 1. 我真的有性唤起障碍吗?

**小困惑?**

我刚生育完一个小孩，性生活逐渐恢复正常，但我发现，与之前相比，每次我同老公做爱的时候都没有性欲，真正发生性行为的时候也觉得没什么意思，这种情况已经发生好几次了，我是不是得了"性唤起障碍"呀?

**专家释疑**

性唤起障碍又称为"性快乐缺乏"或"生殖器反应缺乏"，其主要病因包括生殖器、内分泌病变，血管神经系统损伤导致的器质性因素和女性自身存在焦虑、恐慌等心理因素。主要表现在近期的性交次数、性欲强度和性生活满意度等方面的改变，而病情严重程度可参考马晓年教授等人制定的分级标准，如下：

Ⅰ级：女性在性生活中有时或在某些特定境遇下出现阴道润滑不足或反应较慢的情况。

Ⅱ级：女性经常出现阴道润滑不足或反应过慢的现象，对性生活有一定影响。

Ⅲ级：阴道润滑不足或反应很慢，导致明显焦虑、不安或不适。

Ⅳ级：阴道润滑严重不足或几乎没有润滑反应，给性生活造成很大困难，也令个人或对方极大不满。

此外，综合考虑患者的器官发育情况、内分泌情况都对诊断有很大的帮助。

## 2. 阴道润滑不足，这不仅仅是个小问题。

### 小困惑？

我最近有过几次性行为，可是我发现我体会不到任何的性快感，当老公和我做爱时我总是觉得枯燥无味，下面分泌物也很少，感觉干干的，老公觉得我像一条干涸的河流，请问我该怎么处理？

###  专家释疑

阴道润滑不足是女性性唤起障碍一个主要表现，其主要症状为进行性行为时阴道无法正常扩张和分泌液体，导致阴道干涩和性交满意度下降。

阴道润滑不足的原因可能与性爱过程中前戏不足，男性在性交中过于粗鲁急躁，女性心理存在性交障碍等因素有关。女性阴道润滑不足被视为同男性阳痿一样的病症，需尽早采取积极的措施予以治疗。

患者可以在进行性行为前阅读性爱书籍或观看影片激发性欲望，暗示男方多进行爱抚、口交等性刺激从而刺激阴道分泌液体。同时患者可以在专业医师的指导下服用雌激素等药物调节内分泌，促进性交时阴道分泌液的增加。或者性交前阴道放置人体润滑剂。

## 3. 什么是持续性唤起障碍?

### 小困惑?

我是一名25岁的女性，平日里工作很忙，最近我发现在我每次乘车时，只要汽车一发动我的下面就会发生反应；生活里面其他的刺激有时候也可以唤起我的性欲，这让我感觉很不正常，请问是什么原因?

### 专家释疑

持续性唤起障碍又称为持续的生殖器唤起障碍，是指在没有任何性欲和性兴趣的条件下发生的非意愿的生殖器唤起，甚至引起性高潮，是一种较为少见的女性性功能障碍疾病。

女性的持续性唤起障碍常常表现为不自主的刺激即可引起生殖器与乳房的血管充血和敏感性增加等性唤起的生理反应特征，并且这种反应不会自行消失，一般持续数天，在多次性刺激和性高潮之后才会缓解。虽然持续性唤起障碍在女性中并不常见，但因为经常是一种不情愿、不自主的生理反应，往往会给女性造成很大的心理负担，产生消极的影响。

持续性唤起障碍的病因可能与激素、血管、神经或心理因素有关，但具体的病因尚未查明，因此在治疗中需结合患者自身情况制订具体的治疗方法。

# 性高潮
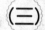

## 1. 你经历的真的是"性高潮"吗？

### 小困惑？

我最近刚和老公结婚，我和他进行了几次性行为，听朋友说每个人都有性高潮，我想知道那到底是种怎样的感觉呀？

### 专家释疑

性高潮是指在性刺激之后个体产生的一种身体和心理上的愉悦感。其主要表现包括：①性高潮到来之前，女性全身毛细血管收缩，产热增加，身上部分皮肤会出现性红晕。②阴道有节律地收缩，阴道内分泌物增加。③女性呼吸急促，出现与男性节律相符的呻吟变调，部分女性还会有出汗等情况。性高潮时，呼吸次数可达 40~45 次 / 分，心率增加到 120~130 次 / 分，有个别女性甚至高达 150 ~ 160 次 / 分。④乳房出现乳头勃起反应，乳房显得饱满充实，乳头增大，乳晕肿胀明显。这主要是由于乳房组织内肌纤维发生不随意收缩，乳房血管充血，乳头竖起变硬。⑤尿道口出现射液。⑥女性感到精神兴奋，有一种"飘飘欲仙"感。在性高潮的这个阶段，每个人的反应是不一样的，并不会每一条都具备才叫性高潮，比如射液，有的人会比较多，有的人就会较少，有的人甚至没有。从生理反应上来说每个女性有相似之处，但每个人也有不同之处。

## 2.性高潮时，怎么会中断？

**小困惑？**

最近我和老公做爱时每次快达到高潮的时候总是不能够继续，起初以为是经验不足，可是到了后来这种情况依然出现，想知道到底是什么原因啊？

**专家释疑**

女性性高潮障碍是指女性可以产生性唤起，却持续或反复不能达到性高潮的一种状态。女性在接受足够刺激后，不出现持续性性兴奋增高，阴道分泌物增多，全身肌张力上升和阴道不自主节律性、痉挛性收缩。目前认为性高潮障碍与性欲抑制、阴道液体分泌不足、性阈值过高、性满意度较差及炎症、肿瘤和外伤等器质性因素有关，各个因素可单独或共同存在。心理因素也是造成性高潮障碍的一个重要原因，国外学者研究发现95%以上的性高潮障碍是由于心理因素导致的。女性对性爱既注重感情基础又注重躯体享受，任何影响这两方面的因素，如夫妻关系不和、经济条件不佳、工作压力大、担心意外怀孕等都可以影响到女性的性高潮质量。因此，诊断性高潮障碍，既需要进行器质性病变检查，也需要进行心理因素的检查。

性高潮障碍分为原发性性高潮障碍和继发性性高潮障碍，前者是指女性从未经历过性高潮的一种状态，后者指先前拥有过性高潮的女性，因器质性病变或心理创伤等因素导致无法再产生性高潮的情况。无论是原发性还是继发性性高潮障碍，都会使女性产生自卑感和对性的不自信，影响夫妻双方的关系。此外，也可以将性高潮分为境遇性和完全性两类，前者多由于性爱环境不够浪漫、近期压力大等特殊情况所造成，而后者的性高潮障碍则与特定的环境因素无关。

## 3. 发现性高潮障碍，该怎么办？

 **小困惑？**

我怀疑自己得了性高潮障碍，在日常性交中总是体会不到快感，请问我该怎么办？

**专家释疑**

性高潮障碍主要是由于心理因素和生理因素所造成，而前者的发生率更高。所以，在发生性高潮障碍时，我们首先推荐进行心理辅导，其目的是削弱或消除在临近性高潮时无意识的过分抑制，具体包括以下几个方面：①学习性方面的知识和技巧；②增加夫妻间的交流，培养双方的信任感；③做好安全措施，解除后顾之忧；④适当的性幻想，有利于克服性交的恐惧焦虑情绪，同时进行积极的自我暗示，肯定自己是一个有性欲并且能正常进行性生活的人。此外，女性也要学会主动积极地追求和享受性生活，不要将自己置于被动和弱势的一方。

除了心理治疗，还可以采用性治疗的方式，包括手淫和性玩具等。自慰目前被认为是女性性高潮障碍最有效的治疗方法，是一种自我获得性快感的单方面行为，多数女性首次性高潮是通过自慰获得的。有研究表明大脑也是女性的性敏感区，所以在自慰中可以结合一些美好的性幻想，以满足自身的精神需要。自慰过程中通过轻抚阴蒂或者擦拭阴蒂侧面等比较容易达到性高潮，学会把注意力转移到伴侣或者性交抽动、呼吸上，避免出现"断片儿"的情况。适度的自慰可以使女性体会到性高潮的快感，消除对于性高潮的恐惧，学会去追求和享受性生活。

此外，合理的性幻想和性暗示，充满爱意的语言，充分的爱抚等都对性高潮障碍有良好的治疗作用。

# （四）

# 阴道痉挛

 **1. 阴道痉挛是怎么回事？**

**小困惑？**

　　最近我和丈夫进行了几次性行为，可是他每次出来的时候我的阴道就变窄了，有一次甚至差点儿没拔出来，我们本来想年底就要小孩儿，现在这个情况让我们很着急，请问该怎么办？

**专家释疑**

　　这是阴道痉挛的典型表现，其主要原因是在试图性交之时，阴道外 1/3 的肌肉群发生不随意的痉挛反射，痉挛的肌肉收缩成一个环状肌肉团块堵在阴道入口，导致性交无法正常进行或无法拔出，这种现象又叫作性交恐惧综合征。

　　阴道痉挛可以分为四度：

　　Ⅰ度痉挛：痉挛的发生仅局限于会阴部肌肉和提肛肌群，这种痉挛可通过鼓励患者适度放松来缓解。

Ⅱ度痉挛：痉挛不仅局限于会阴部，而且包括整个骨盆的肌群。这种痉挛较严重，多需接受正规的治疗后才可得以缓解。

Ⅲ度痉挛：除上述肌肉痉挛之外，臀部肌肉也发生不随意痉挛，甚至整个臀部会不由自主地抬起。

Ⅳ度痉挛：患者将出现双腿内收并极力向后撤退整个躯体，甚至在妇科检查时逃离检查，并产生惊恐的情绪。

需要注意的是，阴道痉挛为一种不自主的行为，多由患者初次性交失败、遭受性创伤、夫妻间不信任等心理因素造成，少数也可能由阴道狭窄、处女膜厚韧等器质性因素造成。

阴道痉挛的患者由于对性交产生恐惧，长此以往会造成性交困难，影响夫妻关系和女性对于性行为的自信心，造成严重的身心创伤。

## 2. 教你更好解决阴道痉挛。

**小困惑?**

最近我和老公在进行性交的过程中，他总是插不进去，请问该怎么办？

**专家释疑**

这种事情多是由女性阴道痉挛所导致的，其主要原因有器质性因素和心理因素，治疗的目的主要是消除条件反射性阴道痉挛反应。

建议首先做好性知识储备，了解女性的生理解剖特点，学习性技巧，在性交前做好准备工作，进行亲吻、爱抚，伴侣也应注意要温柔适度，以消除对方恐惧感。

若为心理因素所导致的阴道痉挛，可采取阴道扩张器脱敏疗法或者心理治疗的方式。阴道扩张器需在专业人员的指导下进行，避免造成阴道损伤，具体方法为：在患者保持足够放松的情况下，从小号扩阴器开始，将其插入女性阴道。此方法需坚持长期使用，如果患者情况恢复可不再继续。此外，对患者进行适当的心理辅导，减轻患者对于性行为的焦虑感，使患者保持正确的性观念。

若症状不能缓解或长期出现应前往正规医院进行检查，看是否存在生殖系统感染、畸形，外阴或阴道瘢痕，阴道炎症等症状。若为器质性因素造成，建议停止性生活，采取适当的药物或者手术治疗，在病情缓解后再进行性交。

适当的生理和心理治疗有助于阴道痉挛的恢复，这需要伴侣双方的共同努力才能完成。保持良好的两性关系对阴道痉挛的治疗有良好的促进作用。

# (五)

# 性治疗

## 1. 这些性治疗知识你必须知道。

### 小困惑？

我最近在网上了解到有一种性治疗的方法，据说对于性功能障碍的患者有很好的效果，想问一下这是不是真的？

### 专家释疑

性治疗是从西方国家发展而来，其主要是针对患有性功能障碍的患者实施的治疗方法，不同于药物治疗和手术治疗，性治疗主要通过医生与患者之间的配合以及患者夫妇双方的配合来达到治疗目的，其基本原则包括：

（1）性活动是伴侣双方参与的活动，所以在性治疗中需要伴侣双方的参与，设定的治疗方案需要考虑夫妇双方的因素，遵循共同参与的原则。

（2）治疗的医生会向患者进行性知识的普及。文化程度较低的患者，可以通过阅读书籍、观看影片、讨论交流等方式，消除不正确的性爱观念和对性生活的羞耻感，建立自信心。

（3）医生要对患者保持耐心，积极寻找导致性功能障碍的可能因素，同时患者需要向医生坦诚交代自己面临的问题，以便于接受更好的治疗。

（4）目前性治疗理论患者当前性活动中所体验的操作焦虑是性功能障碍的主要原因。

（5）性感集中训练是性治疗的核心，是建立和谐夫妻关系的重要内容。通过共同承担家庭任务来增加夫妻间的亲密信任关系，增加夫妻间的语言交流。

（6）患者要突破以往的性生活模式，以改变行为的偏差和错误的性生活方式，建立正确的性生活模式。

性治疗原则有着丰富深刻的内涵，需根据患者双方的实际情况进行调整。因此，性治疗的成功多取决于性治疗医生和夫妻双方共同的努力。

## 2. 什么是性感集中训练？

 **小困惑？**

　　我之前一直反复出现性功能障碍，去医院看了医生之后，他建议我可以做性感集中训练，我对这种训练不是很了解，请问真的有用吗？

**专家释疑**

马斯特斯和约翰逊所开拓的性感集中疗法是在2周时间内，在夫妻双方均同意的情况下，由夫妻双方共同接受的性治疗计划，其主要治疗目的是将配偶性活动的目标更多地放在彼此给予和接受性快感和愉悦上，而不是简单地完成性反应。将注意力集中在性感受的体验上，而不再放在勃起和性高潮上，可以有利于改善具有破坏性的分离倾向或旁观态度，这就是所说的性感集中疗法。该疗法是20世纪70年代初现代性治疗领域的一项重大突破和改革，动摇了心理分析疗法在性治疗中的统治地位。

性感集中训练包括非生殖器性感集中训练、生殖器性感集中训练、阴道容纳和阴道容纳与活动4个步骤。其最主要的2个原则为：①治疗过程中不准性交，只准享受触觉带来的性快感；②给对方欢乐以博取自身欢乐。同时也要避免在治疗过程中夫妻双方关系不佳、信任感不足及出现婚外恋和承受过大的工作压力等情况，保证治疗能在欢快愉悦氛围下开展。

性感集中训练的具体操作步骤包括：

（1）非生殖器性感集中训练。双方互相抚摸全身非生殖器以外的部位，以寻找对方最喜爱的抚摸部位，学会通过用手势而不是语言传达内心和肉体的感受。这一阶段每天进行半个小时左右，由一方主动，另一方放弃主动权，在后续过程中双方交替主动权，直至双方均感到满意为止。

（2）生殖器性感集中训练。学会抚摸女性的生殖器和乳房，但在此过程中应避免女性达到性高潮，若引起了充分的性唤起则停止。

（3）阴道容纳。这一过程主要是男性阴茎插于阴道内而不发生射精，用于缓解阳痿、早泄和阴道痉挛等情况。因这一阶段男性主观感受较重，所以多需女性采取主动缓解男性焦虑。

（4）阴道容纳与活动。此阶段主要是男性将阴茎插入阴道并开始抽动练习，多建议由女方掌握抽动的节律和强度，过渡完成到正常性交。

各个过程需循序渐进，切忌过分追求速度，以免导致治疗失败。

# 六

## 中年男性常见
## 性问题

# （一）

# 中年"性"福

 **1. 人到中年，力不从心，如何是好？**

>  **小困惑?**
>
> 我这几年事业上很顺利，但性生活上有些力不从心，有时还要用手来帮忙，这和我到了不惑之年有关系么？我该怎么办？

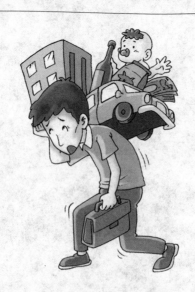

142

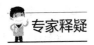专家释疑

男性进入中年，随着事业和家庭压力的增大，身体机能的衰退，可能会出现性欲的减退和性能力的下降，主要表现为与以前对比性生活需求下降，甚至完全没有需求。时间一般是3个月左右，短时间的变化不能作为根据，而且对比对象只能是自己。这会让很多中年男人备感痛苦。这种情况下，需要充分认识到以下几点，调节好身体和心态，可以使夫妻双方都对性生活满意。

（1）正视性能力下降，学会思想减压。随着年龄增长，身体素质的下降是正常现象，大多数男性都会经历性功能下降所带来的困扰。下降的方面主要包括：性欲减退、阴茎勃起硬度降低、阴茎勃起难度增加、射精力度降低。面对性功能的下降，减轻自身过重的思想负担很关键。过重的思想压力，会影响中枢神经递质的释放，交感神经的兴奋和内分泌激素的调节平衡失调，都可使勃起障碍发生。所以要学会思想减压，不要与年轻时或炒作中的猛男相比，要接受现实，努力在目前条件下做到最好。

（2）发挥中年人的性优势。中年及以后的夫妻，性生活频率要根据自身情况适当地调整，不要与年轻时攀比，避免在次数上斤斤计较，应该更关注性生活的质量。充分发挥目前的优势，调整节奏，夫妻双方密切配合，关注对方的生理反应，使少数的性生活就能使夫妻双方达到身心的满足，尽量使性感受同步化，这可以使双方都获得更满意的性生活。此外，可以尝试口交、手交，使对方达到性满足。

（3）关注自己的身体健康。中年人随着压力增大，应酬增多，身体素质随着年龄衰弱，易成为各种疾病的攻击对象，而像糖尿病、高血压、前列腺炎等疾病，都会影响自身的性功能，导致性

生活表现不佳。因此，要注意身体健康，及时体检。如果发现疾病，要做到早诊断早治疗。做到预防、控制疾病，就是在保护自身的性功能。

（4）保持良好的生活习惯。抽烟、喝酒都会使身体素质下降，影响性功能。这是因为酒精降低了睾酮的生成速度，慢性酒精中毒者还可能发生营养缺乏，引起生殖腺激素紊乱，过度劳累和饮食过度同样会对性功能造成伤害。因此，要戒除生活中的不良习惯，平时要注意锻炼，保持良好的身材，加强对于腰部和足部的锻炼。多吃对身体有益的食物，做到营养均衡。保持心胸开阔，性格开朗，避免孤独抑郁。建立起更多的自信心，感受生活的乐趣。

（5）学会预防男性性能力下降。在高度性兴奋及高潮时可见阴囊收缩，睾丸提高，此时若向会阴部牵拉阴囊和睾丸可降低兴奋性，延缓射精。每晚睡前先用冷水坐浴 15 分钟，再以温水坐浴 15 分钟，每日一次，可改善后尿道控制射精的能力。

如果性功能出现不佳的情况，夫妻间应加强沟通，积极改善。感觉有必要的情况下，应及时找专业医生咨询，接受必要的检查，夫妻一起看医生为佳。

## 2. 姿势很重要吗？

**小困惑?**

看成人影片中男主经常变换姿势，我就模仿了一下，但老婆似乎不是那么喜欢，而且我的腰部也开始经常出现疼痛，做爱时间长时疼得更厉害，我该用什么样的姿势才能解决这些问题呢？

**专家释疑**

性爱姿势是指伴侣在进行性生活时的各种体位。从理论上而言应该有数量众多的性爱姿势，但事实上，多数不同的姿势都是由六七种基本的姿势演化而来。有人认为只有某一性交姿势是正常的，可接受的；有人认为知道的性交姿势越多作为伴侣越合格；还有人认为肢体难度越高的姿势，越容易带来性高潮。这些想法都是不正确的，没有任何一种特殊姿势能让所有人都感受到特殊的感觉，而是否容易达到高潮是由双方的做爱能力决定的。

就体位而言，比较受欢迎的包括传统的传教士体位（男上女下）、后入式、女上式。传教士体位易于操作，夫妻面对面，易于感情的交流，而且身体的负担也不重，不会受身体素质的影响，正常位还利于血液下流，使阴茎能充分供血，因此这个姿势最为普及，很受欢迎。后入式易于激发男方的征服感，满足控制欲，同时也易于操作，方便阴茎抽动的频率和幅度的提高。女上式由于位置关系，子宫与阴道适当下移，使插入深度增加，女方易于控制性交节奏，因此也较受欢迎。

性生活中不可盲目学习一些特殊的性交技巧，要量力而行，腰疼和阴茎折断是最常见的严重后果。腰疼主要是故意不射精、延长性交时间，或使用一些特殊的姿势，使得腰部的活动量增加，引起腰肌劳损，产生酸痛的感觉。阴茎折断是最严重的性交外伤，是指在阴茎勃起状态下，外在暴力导致阴茎海绵体的白膜破裂。阴茎海绵体白膜正常厚度约2毫米，阴茎勃起时，血管窦充血，血压增加，白膜变薄（仅为0.2~0.25毫米），极易发生破裂。阴茎折断常发生于阴茎勃起之时，如性交失误，致使阴茎撞于女方耻骨联合或会阴部，或手淫扳折阴茎致伤。而阴茎折断的表现，会是剧痛伴响声，即刻阴茎不再勃起，阴茎变得松软、肿胀、弯曲变形并偏向健侧，阴茎皮肤会呈现青紫色，但是排尿一般无困难。性生活中如出现上述情况应及时就医治疗，如果错过最佳治疗时间有可能会使以后的性生活受到影响。

 ## 3. 前列腺在性爱中扮演什么角色？

### 小困惑？

"前列腺"一词在男性广告中经常出现，它到底有什么用？非常重要吗？在性爱中又有什么用呢？

### 专家释疑

前列腺是人体非常少有的具有内外双重分泌功能的性分泌腺，其大小、形状均如同一个倒置的栗子，其上部与膀胱相贴，下部与泌尿生殖膈贴合，前面挨着男性的耻骨联合，后面则挨着直肠，男性的尿道从前列腺腺体中间穿过。可见前列腺占据男性生殖泌尿系统的战略位置，可以左右男性健康的局势。前列腺可分泌一种叫前列腺液的物质，成年男子每天均可分泌少量前列腺液，大多随尿液排出，但在性交活动时分泌量会达到顶点，在射精的前几秒内，前列腺液会分泌出来与精液混合，一起排出体外，其占精液总量的30%。

前列腺液中含有的成分可以营养精子，增加其活性，促进精液液化，还可以提高精子进入卵子的概率，增加让女方怀孕的机会。

前列腺液中还含有锌离子，具有杀菌作用，使其可以维持泌尿系统的卫生。前列腺还被认为是一个性敏感器官，通过适当的刺激可引起性兴奋。

前列腺连接着丰富的神经网和神经末端装置，这使得它与全身各处都有密切的联系，因此如果出现前列腺炎等疾病，全身都可能出现复杂的症状。因此，男性需要关注前列腺的健康。

### 4. 壮阳药到底能不能"壮阳"？

**小困惑？**

都说伟哥可以让人屹立不倒，可我用完后感觉并没有这种感觉，这是为什么？

**专家释疑**

能够增强性欲、增加阴茎勃起程度、延长性交时间的药物可统称为壮阳药，也可称为春药。尽管从古代人们就开始了对壮阳药的寻找和研究，在一些文学作品中也活跃着它的身影，但根据目前研究，尚无一种既适用于所有人又安全的壮阳药。有些补肾壮阳药虽然可以提高性兴奋程度及延长性交时间，但使用者若没有药物知识，长期借助壮阳药纵欲，会使人体内的激素失调，打破正常的阴阳平衡，因此一旦停药，可能因为药物依赖作用而导致无法恢复勃起的状态。甚至很多壮阳药，若长期服用，可使人体内分泌失调和心血管功能紊乱，引起头痛、晕眩、狂躁、晕厥甚至呼吸功能衰竭等严重并发症。如雄激素及其衍生物，会影响人垂体—性腺轴，干扰内分泌功能，还可引起肝内胆汁淤积而发生黄疸和肝功能异常，并能诱发肝脏肿瘤。所以，大家在选用壮阳药之前，应向相关医生进行咨询。

过去由于人们认识的局限，认为雄性动物的生殖器或外形与生殖器相似的动植物（如泥鳅、犀牛角、牡蛎）等具有强力的改善性功能的作用，而现代研究则未证实。性功能改善往往是因为心理作用。

西地那非，俗称"伟哥"，对勃起功能障碍者有着良好的作用。但是，使用西地那非必须足量，再加上必要的性刺激才能助勃，其疗效可以维持到3~5小时，此外，西地那非有增强 α 受体阻滞剂和其他抗高压药物降压作用的潜在可能，所以应进行全面的医学检查后确定能否使用。

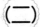

# （二）

# 勃起功能障碍

**1. 勃起功能障碍都有哪些?**

**小困惑?**

周围好多男同事到中年开始"硬"不起来了,这让我很惶恐,他们为什么会硬不起来? 我该注意些什么?

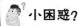

**专家释疑**

勃起功能障碍的定义为:阴茎持续（至少6个月）不能达到充分和维持充分的勃起以获得满意的性生活。

勃起功能障碍可分为4大类,即心理性、血管性、内分泌性和神经性。

（1）心理性勃起功能障碍。①夫妻关系不和谐:对女方过度崇拜及缺乏自信,或对女方有怨恨、仇恨的心理,也有因女方性冷淡、身体欠佳等在性生活上不配合,夫妻双方缺乏沟通。有些人因为离异、丧偶等精神创伤难以消除，加上长时间缺乏性生活，重新开始性生活时会因焦虑情绪导致勃起障碍。②性刺激不适或不充分：男生缺乏性教育，对性交不甚了解，不能给予阴茎足够程度的性刺激。某些人要求的性刺激方式可能和以前自慰习惯或和之前的爱人做爱时建立的方式有关。③不良的性经历。早期对自慰的愧疚感和早期性交时不良表现引发的嘲讽，会加重心理负担，以及一些其他的创伤性性经历，可导致勃起功能障碍。④社会和家庭环境的影响。对性的态度是从接触到的文化背景、家庭对性的态度、个人经历、体验及配偶的性反应等方面去确立的，如果周围环境对性有压抑的趋势则患者自身也容易形成性回避。而来自工作、家庭、经济等方面的压力也可形成失望→抑郁→性回避这样的恶性循环。

（2）血管性勃起功能障碍。生殖器官及附近的血管损伤，包括大腿根部、会阴部等部位的外伤，均可波及生殖器官，因为这些外伤可能导致受损血管逐渐变窄，生殖器官的充血也因此受阻。此外一些心血管疾病也可导致生殖器充血受阻，造成勃起功能障碍。

（3）内分泌性勃起功能障碍。包括皮质醇增多症、性腺功能减退症、糖尿病等，其主要是通过对下丘脑－垂体－睾丸轴产生影响引起勃起功能障碍。

（4）神经性勃起功能障碍。主要是由于神经的病理性改变，包括一些神经系统疾病、一些作用于中枢神经系统的影响性功能的药物、酗酒均可造成神经性勃起功能障碍。

## 2. 酒精到底是"兴奋剂"还是"抑制剂"？

### 小困惑？

我以前喝完酒后性能力比平时更强，但现在喝完酒后反而硬不起来了，这是怎么回事？

### 专家释疑

"酒助人性""酒后乱性"是人们对于酒类饮品的普遍看法，认为酒精具有催情及增强性功能的作用，而现代医学研究的结论与之相反，即酒精对人类性功能具有抑制作用。酗酒的男性多会出现阴茎勃起功能障碍、早泄、性欲减退等情况，酒精中毒者有40%存在性功能障碍，在戒酒数月至数年后，性功能恢复正常者仅占半。

酒精对于性功能的影响较复杂，在少量饮酒、血液中酒精浓度较低的情况下，酒精会对大脑皮层起抑制作用，减少大脑对性欲的抑制，在周围环境合适的情况下，可使饮酒者出现性欲增强、快感度上升等感受，一些平时因紧张或压抑等原因造成的性生活表现不佳者，会因为大脑解除了紧张和压抑感，使做爱时间延长。另有科学研究表明，血液中酒精浓度低时，可帮助扩张血管，引起轻微的、不甚明显的阴茎肿胀。当饮酒过多，血液中酒精浓度较高时，不但大脑皮层受到抑制，皮层下中枢也受到抑制，减弱了大脑和性器官之间的联系，性功能随之受到影响，阴茎的直径也会缩小。

长期饮酒者,体内性激素水平紊乱,酒精可间接导致睾丸受损,还会引起肝脏分解雌激素的能力下降,造成体内雌激素增多。另外,长期饮酒还会引起肝脏损伤,营养缺乏,引起生殖腺激素紊乱,临床可出现男性生殖腺功能低下,包括睾丸萎缩、乳房女性化、性欲减退、阳痿和不育,影响身体机能。

对于酒精造成的性功能障碍,应及时戒酒,并进行全身体检,如能做到遵从医生的指导进行调治,妻子给予配合与鼓励,性功能是可以逐渐恢复的。

## 3. 勃起功能障碍该如何治疗?

**小困惑?**

最近阴茎一直硬不起来,即使硬起来也很快就软了,老婆也很失望,这让我很痛苦,我该怎样才能让它硬起来?

**专家释疑**

勃起功能障碍(ED),俗称阳痿。ED患者治疗的首要目的是通过整体的治疗达到改善患者的症状,并且一些可以逆转的和纠正的因素,如生活方式和药物因素,可以在进行特殊治疗之前或同时进行纠正。

治疗目前分为三线:心理治疗、口服和局部药物治疗、真空负压缩窄装置为一线,海绵体内血管药物注射、尿道给药为二线,血管手术、假体植入为三线。

对于心理性勃起障碍的治疗主要是减少妨碍性行为的焦虑,

提高性活动的技能，感受充分的性刺激，培养良好的性感受。通过系统的两性教育以纠正错误的性观念，排除焦虑悲观情绪，并且尽可能地遵循夫妻双方共同治疗的原则，提高双方性行为的技能。

目前用于治疗的药物主要是口服药物，可分为三类。一是性激素药物，主要用于性欲低下或内分泌性勃起功能障碍。二是作用于勃起中枢的药物，包括育亨宾（治疗心理性勃起功能障碍具有一定效果）、阿扑吗啡（可通过作用于中枢神经增强自然勃起，恢复控制阴茎功能的正常）等药物。三是作用于外周的口服药物，这是近些年治疗勃起功能障碍的主要方式，国内市场一般有艾力达、希爱力、万艾可 3 种药物可供选择。其机理皆为促进肌肉松弛诱发阴茎勃起。其中万艾可约 1 小时见效，艾力达一般十几分钟见效，不过希爱力持续时间最长，可持续 36 小时。但 3 种药物均会出现副作用，如头痛、视线模糊、消化不良等症状。如出现不适，必须要下调剂量。中医从淫羊藿、人参等植物中提取的物质制成的一些药物，也可以改善勃起功能。需提醒勃起功能障碍者注意，出现症状应及时就医，须到正规医疗机构就诊，药物的选择应遵从医嘱。不可盲目听信各种偏方和广告。

目前市场上有很多保健品宣称可改善和治疗勃起功能障碍，须提醒的是很多这类保健品中会有药物成分，但保健品并无国家药物准字批号，因此在对保健品不了解的情况下就服用存在安全隐患，故选择保健品一定要慎重。

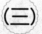

# （三）
# 射精

## 1. 早泄该怎么办？

**小困惑？**

婚后我一直早泄，一触即发，平均时常在1分钟之内，开始没什么，但老婆这两年经常让我看医生，还给我买了好多东西补身子，我该怎么办，早泄可以治么？

### 专家释疑

早泄在临床上目前尚无满意的确切定义，一般分为2种情况，一是男子的阴茎已勃起，但在还没有插入女方阴道、正准备插入女方阴道或刚插入女方阴道即射精，随后阴茎疲软；二是阴茎进入阴道后，在运动状态下不足1分钟或在阴道内抽动不超过15次即射精，也可视为早泄。在性生活中偶尔一两次的早泄并不用担心，多是由于心理与身体状态不佳导致的，并不用视为病态，只有在多数性生活中都出现早泄现象才能下此诊断。

早泄的原因大体可分为非器质性和器质性。

（1）非器质性原因包括素质型早泄（如担心自己性交中的表现、惧妻心理、夫妻双方存在敌意、对自身的性能力缺乏自信、担心女方怀孕、性交痛等，一些不良心理因素也可以引发早泄）、功能性早泄（第一次性交、缺少性经验等）、压力诱导性早泄（近期压力过大导致身体状态不佳等）。对于这类早泄，夫妻之间应该加强沟通，妻子应多鼓励丈夫，加强性知识的学习，去除不正确的观念，调整心态，积极面对。对于偶尔出现的早泄现象，要调整自身的心理状态，做到顺其自然，不要当成异常并由此引发心理障碍，更不要急于寻求药物的帮助，有时欲速则不达。

有些患者自慰不当，自慰过程中迫于环境的限制，心情紧张，一味求快，长期如此就会形成射精过早的习惯，这类患者在性生活中进行调试，夫妻加强理解沟通，完全可解决早泄问题。

（2）器质性原因包括阴茎高敏感性、球海绵体射精反射兴奋性高、遗传倾向等，对于这类早泄，应及时就医，遵从医嘱，采取药物或手术等方式进行治疗。

夫妻之间在过性生活时，可通过一些方法自我治疗，包括：

（1）牵拉阴囊法。即在性交时牵拉阴囊和睾丸降低性兴奋，延缓射精。

（2）间歇法。即女方刺激阴茎达到快射精的程度，然后停止刺激，等到兴奋高潮减退再刺激，如此反复，直到男方可以适应大量刺激而又不射精为止。

（3）挤捏法。由女方刺激阴茎，达到快射精的程度，然后停止刺激并将拇指放于阴茎系带，食指与中指置于阴茎背侧，即手指位于冠状沟上、下方，稳捏压迫4秒后放松，反复训练可延缓射精的紧迫感，重建射精时间。需注意的是挤压力量的大小与勃起程度成正比，勃起坚硬者用力挤压，硬度不足者用中等力量挤压。但一般时间较长，有些患者需要几个月才有明显疗效。

上述方法可延长射精时间，但要注意不可忍精不射，否则会对身体造成很大伤害。

##  2. 不射精是不是病？

**小困惑？**

我前段时间结婚了，但我和老婆性交时总不能射精，这让我很困惑，而且这样是不是不能生孩子啊？

**专家释疑**

这种现象可视为射精功能障碍。所谓不射精，是指性交时阴茎在刺激下成功勃起，并且持续一段时间，但还没有射精即疲软，患者往往因此体会不到性交的快感和由此引发的高潮，亦无精液排出。这种不射精现象不仅会导致不孕，还会影响自身快感，进而对夫妻性生活的和谐造成干扰。如果不确定自己是否是不射精，可以在性交前戴上避孕套，如果性交结束之后在避孕套内并无精液存在，即可初步证明为不射精。

不射精一般可分为2种：功能性不射精和器质性不射精。

（1）功能性不射精。在睡梦中可遗精，有时通过自慰也可射精。此种障碍与一些心理因素有着十分密切的关系，一些不良的心理因素会通过影响大脑皮质的活动，进而影响性活动中的许多方面，导致不射精。这些心理因素包括：担心性交的质量、怕女方怀孕、担心自己性交时间过短、担心射精会影响自己的身体健康等。有人是由于缺乏性知识造成的，对性器官缺乏刺激，包括接触与摩擦等；还有人是由于长期通过自慰解决生理需求造成的，一些不当的自慰会导致神经中枢习惯自慰产生的较高强度的刺激，而对正常性交产生的刺激"不加理睬"，提高了射精所需要的强度，只有性刺激达到不当自慰的强度才可射精。

解决方法：一是夫妻之间要加强沟通，妻子可加强主动性，主动参与到性生活中，增加与丈夫的互动，如加强对于丈夫阴茎的刺激。要避免表现出不耐烦或厌恶的情绪，增强丈夫的自信。二是对于对性活动不了解的夫妇，需要加强对性知识的学习，增加对性器官的认识，同时在性生活中改进一些姿势、抽插频率等因素。三是创造一个适宜的环境，需要夫妻双方都能放松，减少紧张的情绪，全身心投入性生活中。

（2）器质性不射精。造成器质性不射精的因素主要包括以下几种。

神经系统病变或损伤：如各种原因导致的脊髓损伤、大脑侧叶的疾病或摘除，此种不射精是由神经系统发生损伤导致射精功能失调引起的。

内分泌异常：如糖尿病性周围神经病变，垂体、性腺功能低下。

生殖器疾病：射精管阻塞、睾丸或前列腺的发育不全、龟头炎、包茎等。

药物因素：镇静剂、抗高血压药物、精神性药物、抗雄激素等，用药量越大、服药时间越长，影响也越大，不过停药后多可逆转。

毒物影响：慢性酒精中毒，吗啡因、可卡因慢性中毒，尼古丁中毒等，这些均会抑制性能力导致不射精。

 ### 3. 什么是逆行射精？

**小困惑?**

我结婚两年了，没做过避孕措施，但老婆一直没怀孕，我能正常勃起，持续的时间也挺长，也有射精的感觉，就是没有精液出来，去医院检查发现尿液中有精子，医生说是逆行射精，这是怎么回事？

**专家释疑**

逆行射精是指阴茎能自然勃起并完成性交，但在性交过程中和高潮时没有精液从尿道外口射出，但是可以感受到射精时的节律性收缩，甚至有性高潮的体验。检测患者的尿标本，如有许多精子，可诊断为逆行射精。

逆行射精产生的原因是男性前列腺的内部有一个 Y 形的三通管，射精管和尿道汇合后，向上的管道为膀胱，向下为阴茎尿道口，这 2 个管道口均有如同闸门一样的括约肌控制。射精时，2 块肌肉在神经的指挥下密切配合完成射精，但是如果神经系统出现紊乱，或者膀胱颈的解剖结构受到破坏，即会造成逆行射精。

逆行射精导致的主要后果是不育，因此对于仅希望生育的患者可通过收集精液进行人工授精。如果希望进一步治疗的患者可通过药物治疗和手术治疗。

# 七

## 更年期、老年人性问题

（一）

# 更年期性问题

**1. 我是不是进入了更年期？快绝经了还会怀孕吗？**

### 小困惑？

我今年 49 岁，最近总是脾气暴躁，看老公孩子都不顺眼，我这是怎么了？是不是进入了更年期？月经时有时无，到我这个年龄跟老公同房还需要避孕吗？

### 专家释疑

更年期是指女性卵巢功能逐渐减退到完全消失的时期，也是女性从有生殖能力到无生殖能力的一个过渡时期，这个时间大概是 40~60 岁的一段时期。这一时期由于卵巢功能下降，性激素分泌减少，会引起女性一系列的身体和心理的变化。到了更年期，最显著的标志是月经开始逐渐减少，间隔时间延长，至逐渐停经，同时容易伴随潮热、盗汗、烦躁、失眠、脾气暴躁、性欲下降等症状。更年期女性应当合理安排生活，加强营养，增加蛋白质、维生素的摄入，注意多与家人特别是丈夫沟通，保持心情舒畅。

刚进入更年期时，月经虽然开始不规则，排卵次数减少，生殖机能下降，但是只要有成熟的卵泡排出就有怀孕的可能，因此，更年期也要注意做好避孕措施。可以采用避孕套、避孕栓、宫内节育器、绝育术等方法来避孕。由于此期内分泌较紊乱，因此不宜采用药物避孕和自然避孕法来避孕。

## 2. 可不可以通过补充性激素来永葆青春?

**小困惑?**

我好怕自己会变老，听说绝经了性激素就变少了，那我可不可以服用雌激素来恢复年轻?

**专家释疑**

既然更年期的到来是因为性激素减少，那么可不可以通过补充性激素来延缓衰老呢? 建议大家不要盲目使用。服用雌激素虽然可以使妇女暂时恢复以往的青春活力，但是却增加了绒毛膜癌、子宫内膜癌、乳腺癌和卵巢肿瘤的发病率，还会增加水肿、静脉血栓的患病风险。因此，不建议补充雌激素来恢复青春，购买某些保健品时也应当注意是否含有激素。对于更年期症状明显，已经严重影响日常生活的患者，医生可能会使用激素治疗，但是也有严格的适应证，应当在专业医师指导下服用。

正值知天命之年的朋友们，积极改变不良生活习惯，调节生活方式，保持积极乐观的心态才是延缓衰老的正确方式。

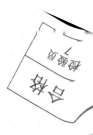

## 3. 何时该取环？取环后该注意些什么？

### 小困惑？

我已经快绝经了，听说节育环若不及时取出来，时间久了会长进肉里，可是取了又怕意外怀孕，我该怎么办呢？

### 专家释疑

我国是世界上使用节育环最多的国家，因为其安全、有效、经济、可逆、广大妇女易于接受而迅速普及开来。对于更年期女性来说，该不该取环？什么时候取环合适呢？有的女性朋友可能会嫌去医院太麻烦而不去取环，而有些女性朋友则认为更年期不会排卵了，因此早早地取了节育环，这些都是不正确的。取环应当掌握一个适当的时机。不宜太早，在没有完全绝经的情况下容易意外怀孕；也不宜太晚，因绝经后子宫萎缩使得节育环嵌顿在子宫内，不仅取出困难，也容易引起子宫损伤。取环最好在停经后的一年内，此时虽然激素水平下降，但子宫尚未完全萎缩，取出容易，痛苦小。

取环后需要注意以下几点：①注意外阴清洁卫生，每天用清水清洗外阴一次；②2周内禁盆浴，以防感染；③取环后休息1天，2周内适当休息，避免夫妻生活，不做重体力活动，忌牛冷饮食，注意饮食营养；④必要时遵医嘱服用适量抗生素预防宫内感染。

## 4. 更年期夫妻还有性生活吗？如何能享有"性"福生活？

**小困惑？**

人到中年，孩子大了，我跟老公也少了许多激情，听说很多夫妻到更年期就分居了，到更年期还有性生活的必要吗？

**专家释疑**

进入更年期，男性雄激素分泌减少，女性卵巢功能衰退，雌激素减少，引起夫妻性欲均有所下降，但性反应仍然存在。保持规律的性生活，对夫妻双方保持身体健康，心情愉悦，预防泌尿生殖道萎缩均有好处，同时还能促进夫妻感情，使家庭生活更加和谐。

那么，应该如何享受中年的"性"福生活呢？

（1）要肯定自己，相信自己和伴侣能行，并保持规律的性生活，频率以第二天不感到疲劳为度。

（2）润滑剂是性爱的好帮手。绝经后阴道干涩，可能会引起疼痛，适当使用润滑剂能增加信心，也能使性爱更加舒适健康。

（3）注意卫生。性爱前后要清洗生殖器，因为更年期女性阴道酸度下降，对细菌的抵抗力下降，更容易发生阴道感染。

（4）除了性交之外，可以多增加拥抱、亲吻、爱抚等亲密活动，增进夫妻身体和心灵的交流。

（5）健康饮食，规律运动，保持良好的身体素质也是享受性爱的关键。

## 5. 性生活中哪些表现该引起重视？

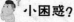

**小困惑？**

我跟老公过完性生活发现阴道有少量出血，请问是正常情况吗？

### 专家释疑

随着年龄的增加，各种疾病的患病风险也会增加，在更年期，生殖系统疾病尤其如此。如果在性生活中出现以下几种症状，可能预示着某些疾病的发生，应当提高警惕。

（1）阴道流血。性交后排出的黏液中含有血液，或者绝经后不规则阴道流血，这常是宫颈癌、子宫内膜癌的早期信号，即使是极少量，也应引起警惕，及时去医院检查。

（2）乳头溢乳。抚摸挤压乳房或吸吮乳头时，有乳汁溢出，应警惕患脑垂体微腺瘤的可能。

（3）乳头溢血。挤压乳房或吸吮乳头时有血性分泌物流出，可能是早期乳腺癌的征兆。

（4）乳房压痛。拥抱时发现乳房一侧某点有压痛，用手掌平摸该痛点，可发现有小硬块，并有触痛，应警惕乳腺肿瘤。

（5）乳房无痛性包块。若发现乳房出现包块，或者皮肤出现橘皮样、酒窝样改变，应当警惕乳腺癌的发生，及时到医院诊治，切勿因为"不痛不痒"而不管，以免延误治疗时机。

## 6. 更年期是女性专利吗?

### 小困惑?

最近老公和孩子总是说我脾气暴躁,我是不是到更年期了,好像更年期是女人的专利似的,男人到底有没有更年期呢? 有哪些症状?

### 专家释疑

更年期当然不是女性的"专利",男性也不能幸免。与女性相对的,男性从中年步入老年也有一个过渡阶段,这个阶段男性体内的睾酮(雄激素)水平下降,导致男性更年期综合征。男性更年期发生在40~65岁这段时间,但不像女性有绝经这么明显的标志,男性的更年期过程比女性更加缓慢,症状也不像女性那么明显。男性到更年期,性功能会有所下降,这是正常现象,切不可胡乱壮阳。为有效地预防、减缓或减轻男性更年期综合征的出现,更年期男性要注意以下几点:①保持情绪稳定,注意心理平衡,勿大喜大怒;②慎起居,节饮食。早睡早起,保持充足睡眠。少食肥甘厚味,饮食宜清淡,三餐定时,避免过饥过饱;③慎房事,保持规律的性生活,顺其自然,不可恣情纵欲,也不要强行用药物壮阳;④戒烟忌酒,加强体育锻炼。

**7. 怎样平稳度过更年期？有什么特效药吗？**

**小困惑?**

说起更年期，总是使人感到对变老的恐惧，现在科学这么发达，有没有什么保健品能延缓更年期的到来呢？

**专家释疑**

更年期是一个过渡阶段，面临这么一个转折点，如何能安然度过呢？专家建议做好以下几点。

（1）正确认识更年期。更年期是一个自然的生理过程，不同的人会有个体差异，但大多数都能安稳度过。要调整好心态，积极乐观地面对，此时期身体开始走下坡路，更要注重日常生活的保健，保持良好的生活方式和良好的情绪，重新发现生活的乐趣所在。子女也应多关心更年期的父母，给他们多一点包容和理解。

（2）保持健康的生活方式。饮食上粗细搭配，低盐、低糖，增加膳食纤维和维生素的摄入。戒烟限酒，防止被动吸入二手烟，适量饮酒可促进血液循环，有利于高血压和血脂异常的预防，但饮酒太多会增加肝脏的负担。保持适宜的运动，不宜做剧烈运动，打太极、慢跑、散步等都是较适宜的运动方式。

（3）失眠的患者应注意保持规律的作息，睡觉前避免洗头洗澡，不要玩手机、平板电脑等电子产品。

（4）保持规律的性生活，注意避孕。对于更年期症状特别明显甚至影响到日常生活的，应当及时就医。比如更年期抑郁症、严重的失眠症、骨质疏松症等中西医都有相应的药物治疗方法，但要在医师指导下用药，切勿自行胡乱买保健品。

# 老年人性问题

## 1. 老年人还有性需求是不是"老不正经"？

**小困惑？**

老年人还有性欲正常吗，会不会被人笑话？老年夫妻对对方还有性吸引力吗？

**专家释疑**

食、色，性也。虽然俗话说"少时夫妻老是伴"，但是性是人类的基本需要，不会因为疾病或年龄因素而消失。老年人也有性需求，只是老年人的性爱更加缓和，不如年轻人那么有激情而已。老年人也可以有性生活，但除了性交以外更多的是通过爱抚、亲吻、互相安慰等方式来表达关心和爱。老年人保持性生活是正常且必要的，健康的性生活使老年夫妻有更多的情感交流，减少孤独感，愉悦身心。

**2. 老年人正常过性生活会影响健康吗?**

 **小困惑?**

老年人如何完成性爱, 会不会影响健康?

 **专家释疑**

老年人的正常性爱应该说对健康是有益的。据统计, 有配偶同居的老年人平均寿命要比丧偶独居的老年人多 7~8 年, 性生活使老年夫妻更多地交流感情, 产生相依为命的感觉, 晚年生活丰富而愉悦, 有效减少了孤独、寂寞、空虚等影响寿命的不良情绪。但是老年人常常会有心脏病、高血压、糖尿病等基础疾病, 所以在过性生活时要注意安全, 最好选择比较和缓的方式, 如亲吻、爱抚等边缘性行为, 选择双方都舒适且能耐受的体位进行, 性交活动不宜太过剧烈, 以免诱发或加重基础疾病。

 **3. 老年人的性生理和性心理变化特点。**

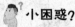 **小困惑?**

我虽然已经六十岁了, 但还是有性生活的愿望, 但妻子一直认为老年夫妻就应该分居, 还劝我少想那方面的事情, 我很痛苦。

专家释疑

老年人最显而易见的是外观的改变，驼背、缺牙、头发稀疏变白、皮肤松弛有斑点，这些改变可能会使老年人感觉自己或伴侣不再有性吸引力或性能力而感到自卑，最终拒绝性爱。实际上，虽然在老化过程中身体不再那么敏感，但仍然可以感受性刺激。

老年男性由于雄激素减少，神经反应迟钝，使得勃起需要较长的时间，持续的时间也较年轻时候更短。而女性在老化过程中，雌激素减少，阴道干涩，乳房下垂，会有性反应下降、性交痛等问题。

另外，现在社会上对老年人的性需求存在着许多误解，比如认为性生活是年轻人的事，老年人还有性欲就是"老不正经"，绝经后的女人完全没有性欲，性交伤身等，加上自身因外表和性能力改变而感到自卑，使得老年人对性生活望而却步，不再与伴侣有身体上的亲密接触。

## 4. 老年人性生活应注意什么？

小困惑？

我和妻子一直保持着性生活，只是感觉精力没有从前好了，性欲也不如从前强烈，我想知道老年人性生活应该注意哪些问题？

专家释疑

（1）树立正确的性观念，克服传统文化对性的偏见，将性爱视为健康的生理需求，积极享受性爱。

（2）伴侣间多沟通，增进彼此的感情和信任感，互相理解，坦诚对待。

（3）可以适当修饰外观，比如穿衣搭配，适当使用香水，男性刮胡子等。

（4）营造合适的环境。注意环境温度、隐蔽性，时间充裕，避免在过饥过饱的情况下做爱等。

（5）以多种方式获得性满足。性交不是性满足的唯一方式，拥抱、抚摸、亲吻甚至动听的情话都可以使对方获得性满足。

（6）对于勃起功能障碍的患者，在受到性刺激的情况下使用枸橼酸西地那非可以帮助勃起，但是枸橼酸西地那非在与一些降压药一起使用的时候容易引起低血压，所以对于药物要慎用，可以向相关的医生咨询后使用。对于老年女性来说，阴道变得干涩，可以适当使用润滑剂，由于绝经后不用担心怀孕的问题，没有后顾之忧也许更利于享受性爱的美好。

（7）注意清洁卫生，每次性爱前后双方都应认真清洗生殖器，以防感染。性爱频率以事后不感到劳累为度。

### 5. 哪些常见疾病会影响老年人性生活？

**小困惑?**

我今年70岁，患有高血压、糖尿病等慢性疾病，肺功能也不太好，我想知道这些疾病会影响性生活吗？

老年人由于生理机能的下降，常常会患上一些慢性病，比如心脏病、高血压等，那么哪些常见疾病会影响性生活呢？

（1）心脏病。心脏病患者心脏功能比正常人有所降低，在进行性生活时心脏耗氧量增加，体力不支，易发生意外，因此应当避免在饱餐、饮酒和劳累之后进行，最好在经过充分的休息后，不饥不饱，身心放松的状态下进行，且在医生指导下在性活动前服用药物预防。

（2）呼吸功能不良。一些肺部疾病会引起呼吸功能不良，如慢性支气管炎、慢性肺源性心脏病、慢性阻塞性肺疾病等，这类疾病容易在性活动过程中引起缺氧。在性活动过程前后注意应用呼吸技巧，提高氧气摄入，痰多的患者应在性活动之前注意清除痰液，可以做完雾化吸入之后进行。除此之外，还可以采用侧卧位或面对背的姿势节省体力，提高呼吸效率。

（3）糖尿病。对于男性来说，糖尿病容易引起阴茎勃起障碍，一般情况下控制好血糖多数可以恢复性功能，必要时可在医生的指导下使用药物。对女性来说，糖尿病容易引起阴道炎，因此在性活动前后都要做好清洁卫生，如果阴道干涩可适当使用润滑剂。

（4）关节炎。关节炎的患者在性生活过程中可因为姿势的改变而引起疼痛，因此可以在性活动前半个小时泡热水澡，使全身肌肉放松。

# 八

## 同性恋中的
## 性问题

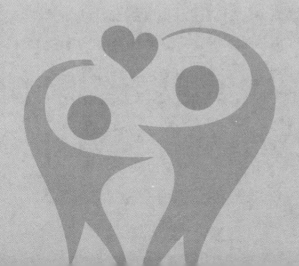

# （一）
# 认识同性恋

**1. 同性恋是不是一种心理疾病？**

 **小困惑？**

我是一个男孩子，最近爱上了一个学弟，爱得无法自拔，有天终于鼓起勇气表白了，他却骂我是变态，我好难过，同性恋真的是心理疾病吗？

**专家释疑**

同性恋并非当下的时髦现象，古已有之。中国古代的"龙阳之好""断袖"等典故讲的就是同性恋的故事，名著《红楼梦》中也有一些对同性性行为的隐晦描写。随着社会多元化的发展，社会风气渐渐开放包容，许多同性恋者开始正视并大胆表露自己的性取向，因此更多的同性恋者走进了人们的视线。有的人认为同性恋是心理不健康甚至心理变态而歧视同性恋或者因为自己对同性产生兴趣而自责，懊恼不已。那么同性恋是一种病吗？在以往，同性恋的确被当成一种精神疾病，并产生了各种各样的治疗方法，当然这都是无效的！现在的医学界主流观点认为同性恋不是疾病也无须治疗。比如早在1973年，美国心理学协会和美国精神医学会，将同性恋从疾病分类系统中去除。1990年，世界卫生组织（WHO）正式将同性恋从疾病名册中去除，认为同性恋不是疾病，无须接受任何形式的治疗。2001年，在中华医学会精神病分会推出的第三版"中国精神障碍分类与诊断标准"（CCMD-3）中，将同性恋从精神疾病分类中删除，这意味着中华医学会不再将同性恋看作疾病。在某些国家，同性恋者甚至可以注册结婚，享有和异性恋者同样的权利。同性恋只是个人性取向的一种选择，并没有对社会和自身造成危害，因此不能认为是心理疾病。

## 2. 被同性吸引一定是同性恋吗？

**小困惑？**

我和上铺的兄弟关系亲密，干啥都喜欢黏在一起，甚至一起睡觉的时候会忍不住互相抚摸，我们都很享受这种感觉，也越来越依赖对方，我是不是同性恋啊？

**专家释疑**

有的朋友可能会发现自己对同性的身体感兴趣，或者对同性产生性幻想，就认为自己是同性恋，甚至为此苦恼不已。实际上，这只是说明你可能有同性性倾向。在20世纪50年代的金赛博士的性学报告中，将人类性行为取向从 0 至 6 分为 7 个等级，纯粹的同性倾向（即只被同性吸引）和纯粹的异性倾向（即只被异性吸引）都只占少数，大多数人都兼而有之，只是程度不同而已。因此，被同性吸引也不一定就是同性恋，这取决于被吸引的程度，以及你对于自身性倾向的认定。现代社会有着多元化的文化，态度也比较包容，正确认识自己的性取向并选择使你感到幸福的生活方式就好了。

###  3. 性倾向会改变吗？

**小困惑?**

我是一个男生，我曾经深深地被一个同性所吸引，甚至与他发生了关系，可是我想做回一个性倾向"正常"的人，我想知道我的这种性倾向有什么办法能改变吗？

**专家释疑**

同性恋的成因非常复杂，但近年来科学研究表明，性倾向极可能有遗传基础；也有科学证据表明，性倾向（甚至性别认同和性别身份）在胚胎期脑发育时就已经形成，所以，后天是无法改变的。那些试图用来"治疗"同性恋使之变为"正常"的手段往往是不奏效甚至是不人道的。包括世界卫生组织、美国心理学协会、英国医学会等在内的国际权威科学组织均公开反对任何形式的同性恋"治疗"，并称同性恋"治疗"会对心理健康造成损害。

## 4. 直男 / 女可以被 "掰弯" 吗?

### 小困惑?

我是一个同性恋者,可我喜欢的人却排斥同性恋,我还有机会让他回心转意喜欢上我吗?

### 专家释疑

这个问题也是因人而异。有的人虽然是异性恋,但是有一定的同性倾向,在遇到心仪的同性的时候也可能会发生同性性行为,但发生同性性行为并不等于同性恋。而有的人性取向就是异性,对同性毫无感觉,即使再怎么 "掰" 也是无动于衷的,就像你不能把同性恋 "掰直" 一样,异性恋也不能被轻易 "掰弯"。但无论是直是弯,最重要的是你是否能够忠于你内心真实的感受,清晰地认识自我,最终悦纳自我并实现自我成长。

 ## 5. 娘娘腔的男生和假小子的女生更容易喜欢同性吗?

### 小困惑?

身边有一些男生看起来比较娘,行为举止像个女孩子一样,这种人是不是一看就是个同性恋者?

**专家释疑**

一般我们的惯性思维会认为，看起来比较"娘"的男孩子和看起来比较男性化的女孩子更容易是同性恋。事实上，穿衣打扮甚至某些气质与一般的认知不太一样都是不同个性的体现，可能与成长环境有关，有的女孩子比较英气，男孩子比较温柔，这些都是个人的性格特点，与性取向无关。真正的同性恋可能从外表看起来跟大多数人差不多，没有什么突出的特点，因为他们本来就是跟我们一样的正常人，不是异类。现在是个多元化的时代，个性可以充分得到发展，有些人看起来比较特立独行也是正常现象。因此，不能仅从外表或气质判断他人或自己是否喜欢同性。

# （二）
# 同性恋之爱

**1. 同性恋的交往应该注意哪些问题？**

> **小困惑？**
>
> 我是一个同性恋者，很庆幸找到一个与我相爱的伴侣，可是我们在一起应该注意哪些问题呢？

**专家释疑**

同性恋现象其实古已有之，可又受到"一夫一妻制"的影响，同性恋常常是中国社会避而不谈的问题，但是历史上还是留下了蛛丝马迹。同性恋甚至一度被认为是精神疾病，而随着科学技术的发展和人们认知的提高，同性恋已经逐渐走进人们的视野，可在同性恋者中仍然存在自我认知障碍、焦虑、自卑的心理问题。所以，在同性恋的交往中，应注意以下问题：

（1）同性恋倾向只是个人的特质，就像有人喜欢吃辣椒，有人不喜欢吃一样，并不是精神疾病。以往，同性恋者被认为是一种精神疾病而被治疗，但现在我国已将同性恋从精神病中去除。所以，同性恋者应正确看待自己这一性取向。

（2）进行积极的自我暗示，抵制负面情绪。同性恋者多由于幼时受欺负或者环境的不认可，背负着巨大的压力，产生否认自己、矛盾的心理，所以同性恋者要学会多鼓励、肯定自己，克服内心的不安和焦虑。

（3）多与家人、朋友沟通交流，寻求理解和包容。大多数同性恋患者不愿与家人朋友坦白自己的性取向，一味地隐藏和逃避，这可能会导致同性恋者得不到必要的支持。所以，相比隐瞒、逃避，坦白和交流以寻求认可会达到更好的效果。

（4）同性恋的交往和异性恋的交往本质上是一样的，因彼此的相互吸引而在一起，但是同性恋的恋人背负着巨大的压力，选择在一起的话要充分沟通，了解自己和对方的意愿，对婚姻的看法，对性爱及家庭的看法等。

（5）同性恋者往往同时有多个性伴侣，发生同性性行为也不会有怀孕的风险而忽略了安全措施，因此，在发生性行为时要注意做好安全措施，避免疾病的传播。

##  2. 同性恋怎样面对婚姻问题？

**小困惑?**

我今年28岁，我喜欢同性，不喜欢异性，可是我的家人总是逼着我去相亲，希望我早点结婚生子，我面临着很大的压力，不知道应该怎么办？

**专家释疑**

同性婚姻是指相同性别成员之间的婚姻，相比于传统婚姻，同性婚姻最大的不同在于将传统婚姻中"一男一女"的定义抹掉了。

关于同性婚姻的合法化在美国等西方国家成为一个公众讨论的焦点问题。台湾最近也承认了同性婚姻的合法性，但在中国大陆同性婚姻的合法化还有很长一段路需要走。对于同性恋者来说，首先应意识到同性婚姻与异性婚姻没有本质上的不同，都是在双方自愿、平等的原则下进行的，只是在法律上同性婚姻还未得到大多数国家的认可。此外，受我国传统文化的影响，同性恋者处于"谈婚论嫁"的年龄时常常会被家里人"催婚"，有的人迫于压力步入异性恋婚姻中，婚后却陷入身心的痛苦中，对自己和伴侣甚至家庭都造成了巨大的精神伤害，既是对自己的不负责任，也是对伴侣的不负责任。所以，同性恋在婚姻问题上，应多与家人、朋友交流，取得理解，也应明白婚姻不仅是自己的事情，也关乎着与你走进婚姻的另一半的幸福。

# 九

# 疾病与性

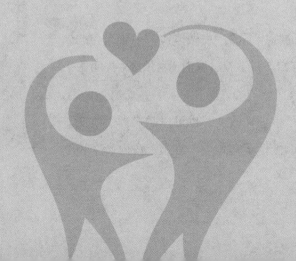

（一）

# 妇女之"友"

##  1. 宫颈糜烂样改变都是由性生活引起的吗?

### 小困惑?

我今年30岁，已婚5年，每年定期到医院进行妇科体检，每次医生都会说我有宫颈糜烂，但是医生都说无明显症状可以不治疗，只是每年要进行宫颈癌的筛查，我想知道宫颈糜烂样改变都是由性生活引起的吗? 如果不治疗，应该注意什么?

### 专家释疑

宫颈糜烂是一个常见的临床征象。去做体检，多数人会被诊断为宫颈糜烂。目前，已有妇产科学教材取消"宫颈糜烂"叫法，现在临床上称宫颈糜烂样改变。

宫颈糜烂样改变可以是生理性改变，也可以是病理性改变。生理性宫颈柱状上皮异位、慢性子宫颈炎、宫颈上皮内瘤变和早期宫颈癌等都可能呈现宫颈糜烂样改变。

柱状上皮细胞与鳞状上皮细胞处于动态的平衡，就像打仗时的僵持区，医学上命名它为鳞柱交界区。生理性宫颈柱状上皮异位是因雌激素的影响，鳞柱交界区外移，子宫颈局部呈糜烂样改变。绝经以后，雌激素水平下降，柱状上皮又开始退回宫颈内扣，此时检查"糜烂"也就消失了。所以生理性宫颈柱状上皮异位无须处理。

宫颈糜烂样改变也可以是慢性子宫颈炎的表现。可由急性子宫颈炎迁延而来，也可以是病原体持续感染所致。此外，女性分娩或流产时可造成不同程度的宫颈裂伤。虽然有时裂伤很小，当时并没有引起任何症状，但给病菌打开了入侵之门，以致日后引起宫颈炎，由于炎症的刺激，长时间就会引起宫颈糜烂。更为重要的是，婚后的一些手术或妇科疾病的诊断、治疗，如人流手术、诊断性刮宫、宫颈扩张术等，也可能导致宫颈损伤、发炎。

子宫颈上皮内瘤变和早期宫颈癌等也可造成宫颈糜烂样改变。因此，需要做宫颈癌的筛查，必要时做阴道镜和活检排除。

总之，宫颈糜烂样改变如果没有临床症状，可以不治疗，但一定要定期进行宫颈防癌筛查，其目的是预防宫颈癌，而不是预防宫颈糜烂样改变。

##  2. 人乳头瘤病毒感染与性生活有关系吗?

 **小困惑?**

我今年25岁,结婚2年,一周前到医院妇科进行体检,进行了宫颈癌的相关筛查,今天拿了报告并咨询医生,医生告诉我其中一项HPV筛查为高危型阳性,让我要定期复查,因为之前听说过HPV,但具体不是很了解,我想知道HPV感染与性生活有关系吗? HPV感染可以导致哪些疾病? 和感染了高危型HPV的人发生性关系一次被传染的可能性大吗?

 **专家释疑**

人乳头瘤病毒(HPV),是一种病毒,感染皮肤和黏膜组织的病毒。HPV感染以20~30岁女性患病比率最高,有稳定性伴侣的女性感染率较低。HPV感染与性行为及其他不良生活习惯密切相关,过早开始性生活和多性伴易诱发HPV感染。

女性与感染了高危型HPV的男性发生一次性关系是有可能被传染的,这与自身免疫力是相关的,有的人感染后可以通过人体自身免疫力将其完全清除。

其实我们不要对HPV感到害怕,HPV对于大多数女性而言,是通过性行为感染。大约80%的女性一生至少感染一次HPV,在其引起细胞发生异常改变之前可通过人体自身免疫力将其完全清除,不会对健康构成威胁,也无法进行检测。大部分的感染在一两年内可自动消除或被自身免疫力抑制,不会引起病变。

而男性感染了HPV病毒,本身不是一种疾病,由于生理结构的特殊性,基本上也都可以通过自身免疫力清除。男性的传播基本上是通过性行为感染。

### 3. 宫颈癌术后还能进行正常性生活吗？注意事项有哪些？

**小困惑?**

我35岁，因不规则阴道出血到医院检查，得了宫颈癌晚期，做了手术，之后还要进行放化疗，因为年轻，我想问术后还能进行正常的性生活吗？

**专家释疑**

宫颈癌是临床女性患者中较为常见的一种恶性肿瘤，对女性身心健康造成严重威胁，多见于50岁左右的女性。近几年来宫颈癌的发病率虽然下降，但是患者逐渐趋于年轻化。

手术或放射治疗会导致生殖器官解剖结构发生改变，因此会给患者性功能带来一定的影响。放射治疗会使患者卵巢功能丧失，且放射线会对阴道壁产生物理性腐蚀，容易造成阴道黏膜水肿、粘连。广泛子宫切除术后，还需长期化疗或放射治疗，其间整个性功能都下降，表现为无性欲、无性快感、无性高潮。性欲下降主要是由术后乏力、健康尚未恢复、心情抑郁、情绪低落、内分泌紊乱等复合因素引起。手术创伤、出血，可使部分患者体质下降，情绪悲观。术后化疗反应，如恶心呕吐、肝功能损害等，使整体性功能下降。双侧卵巢切除使雌激素水平下降，加上失眠、潮热、心悸，使性功能进一步下降。由于雌激素水平急速下降，阴道萎缩，分泌物减少，性交时疼痛，阴道缩短者还可引起撞击痛，所以在术后近期会出现性生活质量下降。但随着整个身体机能恢复，性功能也会逐渐恢复。同时患者的心理因素也是影响今后正常性生活的因素之一。由于多数宫颈癌患者对此疾病认识不足，错误认为卵巢、子宫被切除之后已没有性功能等，心里会产生悲观厌世、焦虑、抑郁、恐惧、担忧及孤单无助等严重心理障碍，这些消极心理障碍均会对其性生活质量有不同程度的影响。幸福美满的夫妻生活有利于患者精神心理和免疫功能的康复。适度的性生活，能帮助女性阴道扩张，阴道、宫颈分泌物及男性精液的润滑，加上局部充血和适度摩擦，有利于阴道黏膜早日恢复正常。

但要注意患者治疗后阴道黏膜抗病能力较弱，因此，应在医生指导下使用阴道清洗液，性生活时应注意卫生，事前夫妇双方都应用温水清洗生殖器。此外，进行性生活时，动作切忌过于激烈。

由此可见，治疗后的宫颈癌患者不必对性生活感到恐惧或失去信心。在治疗结束后3个月，体力恢复正常，并经医生检查证实癌症已完全控制后，可逐步恢复正常的性生活，遇到同房后出血、性交痛等特殊情况及时就医，以便得到治疗和指导，并排除癌症复发。治疗后的患者和其丈夫双方都应特别注意保持性生活卫生和有规律有节制的性生活。丈夫要给予妻子更多的理解和爱抚，以达到性的和谐，共同创造战胜癌症的"第二个蜜月"。

###  4. 宫颈锥切术后多久能恢复性生活？

**小困惑？**

　　我今年34岁，已育有一女。最近由于宫颈内瘤变做了宫颈锥切术。现在已经术后一周，没有特殊不适，这个手术会影响今后的性生活吗？且术后多久才能恢复性生活呢？

**专家释疑**

宫颈上皮内瘤变（CIN）是一组与宫颈浸润癌密切相关的癌前病变的统称。随着性伴侣增加以及过早进行性生活等高危因素的出现，导致 CIN 的发病率逐年升高，并且发病年龄更加年轻化。其中，HPV 是诱发宫颈内疾病的主要原因，大多数宫颈上皮内瘤变均伴 HPV，不及时治疗就会发展成宫颈癌，严重威胁女性健康。

宫颈锥切术是治疗宫颈上皮内瘤变的主要策略。术后宫颈长出新组织的时间要 1~1.5 个月，并且锥切术后对性生活没有任何影响，只是术后性生活不宜过早，性生活恢复过早不仅会影响宫颈创面的愈合，还可能引起阴道炎症，从而影响正常组织的修复。尤其是因宫颈癌前病变行宫颈锥切术的患者更应重视这个问题。宫颈锥切术在治疗 CIN 的转阴效果上已经得到广泛肯定，如果术后过早地恢复性生活会对手术效果产生影响，定期接受检测，确定转阴后才能逐渐恢复正常的性生活。针对因宫颈炎症进行宫颈锥切术的患者，术后一个月内要禁止性生活，之后便可逐渐恢复正常。同时，在此期间，作为丈夫，节欲就显得十分必要，可多参加体育活动或跟朋友一起聚会娱乐，暂时转移注意力，所谓忍一时之苦，换来一世"性"福。

## 5. 切除子宫后对性生活有影响吗？

 **小困惑?**

我现在 40 岁，育有 1 女，我患子宫腺肌病多年，长期痛经，目前症状加重，且月经量越来越多，医院就诊后诊断为子宫腺肌病，医生建议我把子宫切掉，这样才能解决根本问题，但是

我也担心切掉子宫会不会衰老得快，对我今后的性生活有影响吗？

### 专家释疑

子宫腺肌病好发于 30~50 岁的妇女，并且多数患者因经期延长、经量过多、进行性加重的痛经或不同程度的性交痛而就诊，子宫切除作为子宫腺肌病的根治性手术方法其疗效确定。如果是全子宫切除的病人，因为手术需要切断子宫与盆腔相连接的韧带，改变了盆底的结构，术后对性生活有一定的影响，患者可以通过盆底康复和锻炼进行改善。如果是次全子宫切除的病人，其阴道部的解剖结构不受改变，因此对性生活的影响相对较小。术后的心理因素对性生活的恢复也是至关重要的。有的人把性功能与生殖能力混为一谈，他们认为，女人子宫是不可缺少的，认为切除子宫后就不是女人了，切了子宫就老得快，失去了对丈夫的吸引力，因此害怕再过性生活。其实不然，女性性特征是靠卵巢分泌的雌激素来维持的，子宫只是承担生育和维持女性月经来潮的功能，无生育要求后，仅仅切除子宫，保留卵巢，并不会影响雌激素的分泌，仍能维持女性的正常生理特征，性欲、性感觉都不受影响。

一般说来，刚刚恢复性生活时，丈夫要温柔、体贴，动作不要过于粗暴，更不要过激，以不让妻子感到疼痛为准。因为阴道的顶端是缝合的伤口，阴道也会因为手术变浅，若性交动作过于粗暴，或术后过早性交，可引起阴道残端大出血。这是因为阴道残端创面刚愈合，组织较脆，缺乏弹性所致。如果同房时有出血症状，则应立即停止，并到医院检查伤口愈合情况或检查阴道残端是否有肉芽组织产生。同时，夫妻双方要互相交流沟通、循序渐进，随着术后恢复时间的增加，性生活的频率和方式逐渐可恢复到术前的水平。

## 6、霉菌性阴道炎对性生活有何影响？

**小困惑？**

今天是我月经干净后第5天，最近外阴瘙痒明显，分泌物多伴有异味，并且呈一块一块豆腐渣样，和老公过性生活的时候下身感觉疼痛。去医院做了白带检查，医生说我得了霉菌性阴道炎，开了一些药上在阴道里面，是不是用药期间我们就不能过性生活了？

阴道是女性的性交器官，若性生活时不注意卫生，就可能导致病原体的侵入。女性中最常见的阴道炎症有3种：滴虫性阴道炎、念珠菌性阴道炎和细菌性阴道炎。念珠菌性阴道炎由白色念珠菌感染，也就是我们常说的霉菌性阴道炎，约有1/5的健康女性阴道中携带念珠菌，但并不发病，在某些特殊情况下，如怀孕、缺乏维生素B、糖尿病或长期应用抗生素造成局部抵抗力下降，以及与携带念珠菌的男性进行性接触造成阴道内正常寄生的念珠菌则大量繁殖引起阴道炎，出现相应症状。

所以频繁、不洁性生活是阴道炎的主要致病原因，阴道炎患者可产生性交不适或性交疼痛，性交会使阴道炎加重，因此，在治疗期间要禁止性生活。一方面可以避免性交时的摩擦导致的阴道充血，炎症加剧；另一方面可以防止将病原体传给男方，避免日后相互感染形成恶性循环。

# （二）

# 精神病人性意识

## 1. 精神分裂症患者可以过上"性"福生活吗？

**小困惑?**

我很爱我的女友，打算和她结婚。她有间歇性精神分裂症，平时吃药控制得很好，可我有点担心婚后生活，她的病对性生活是否存在影响，能不能生宝宝呢？

**专家释疑**

精神分裂症患者有可能存在性欲减退或亢进等情况，但多数人的性交能力是正常的，性生活通常不会影响病情波动。精神分裂症的发作期，应该限制性生活，但在病情稳定期，完全可以同正常人一样过性生活。值得注意的是，许多治疗精神分裂症的药物对性功能存在影响，可能会在一定程度上抑制性功能。积极进行精神疾病的康复训练，最大限度地保持与社会、家庭的密切交流，有助于患者的性健康。

但是，精神分裂症患者的生育存在较大的风险。第一，精神分裂症有一定的遗传倾向，患者的亲属中患病率远远高于一般人群，且与患者血缘关系越近，患病可能性越大，因此，精神分裂症患者的子女患精神疾病的风险极高。第二，对于女性患者，怀孕期间服用抗精神病药物，可能会对胎儿发育造成影响；若停用抗精神病药物，则病情极易复发或波动，这个矛盾难以调和。第三，精神分裂症患者的生活能力存在一定的缺陷，病情不稳定时尚需他人的照顾，这种情况下难以照顾好下一代。加之，家庭中不正常的氛围和环境，不利于儿童的身心健康。在此，建议您在婚前咨询精神科医生，评估女友身体状况并积极配合治疗，待病情稳定 2 年以上后酌情考虑。

 **2. 抑郁症、躁狂症患者性功能正常吗？**

 **小困惑?**

抑郁症患者是否会性欲低下？躁狂症患者是否相反呢？

抑郁症患者时常失眠、心情低落，如此一来，精力欠佳，性欲及性功能均会发生一定程度的减退；有的抑郁症患者还会出现食欲下降、营养缺乏，这样一来也会影响人的精力，从而会导致性欲低下；有的抑郁症患者常头晕眼花、肢体麻木、身体倍感不适，完全无暇顾及性生活。抑郁症患者常出现性兴趣、性反应降低，其患病率与抑郁的严重度有关。重性抑郁症患者常有性唤起障碍，即勃起或润滑方面的问题。

躁狂症患者发病期失去自控能力，常出现性欲亢进、性生活频率增加。有研究发现，轻度躁狂症患者中乱交和意外怀孕发生率高于正常人。在高涨情绪的精神因素的支配下，患者喜欢接触异性、迷恋色情，加之自控能力下降，此期应加强监护，防止患者做出过分之事，同时要进行躁狂症的治疗。躁狂症主要采用药物治疗，如患者性欲逐渐减退，表明病情已经出现好转。性生活并不会加重躁狂症的病情，适当的性生活有时利于病情的稳定，必要时可适度满足患者的性要求。

### 3. 精神发育迟滞者的性问题。

**小困惑?**

我的孩子智力低下，但生活基本能自理。我很担心他的将来，他能否懂得男女之事，能否结婚生子呢?

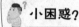
**专家释疑**

精神发育迟滞在民间俗称"智障"，患者的智力水平明显低于同龄人，智商多在 70 以下，有明显的社会适应和学习困难。

绝大部分精神发育迟滞者病情较轻，他们的性道德、性行为与常人基本相同，具有与异性建立正常性关系的能力，该类患者可与适龄异性建立正常的婚姻关系。中、重度精神发育迟滞患者受智力水平限制，他们对性生理知识的理解有限，对月经与射精、性冲动与性高潮、受孕和生育等都懵懵懂懂，当有性冲动时，就会有本能的性行为，不懂得如何避孕，也不懂得性行为可能带来的后果，对性的社会关系认识不充分，如婚姻的意义、什么是合法的性行为等，这会影响患者的性活动。

有些精神发育迟滞者没有接受过基本的社会规范教育，缺乏道德感和社会责任感，性行为常带有原始性，可能在公共场合做出一些与性相关的行为动作。同时，由于智力缺陷，他们易被说服，且缺乏性自卫能力，所以与同龄人相比，他们更容易遭受性侵害。

由于精神发育迟滞者也有正常的性生理，对他们应予以特殊教育，加深对生理状况和性道德规范的理解，在帮助他们拥有正常婚姻的同时避免其做出有违道德、法律之事。在遵循双方意愿的情况下，可以帮助他们满足性需要，选择适当的避孕措施。由于其生活能力有限，难以照顾好下一代，且精神发育迟滞具有一定的遗传性，故精神发育迟滞患者是否孕育下一代需要咨询相关医生并慎重考虑。

# （三）

# 残疾人的性

## 1. 残疾人能不能过性生活？

### 小困惑？

我是一名残疾人，下肢不能活动。我才刚刚成年，很担心以后面对爱情和婚后生活，我还能进行性生活吗？

### 专家释疑

随着科学的发展和群众健康意识的提高，人们对性健康问题日益关注和重视，性知识和性道德教育开展的内容和形式也日渐丰富。然而残疾人的性问题却常常被忽略，有人认为残疾人不会像正常人那样具有性需求，甚至根本没有行使性功能的能力。事实上，残疾人不仅与普通人一样具有亲密交往之类的性心理需求，也同样具有渴望性实践方面的性生理需求。身体的残疾并不意味着性能力的丧失，他们同样可以拥有性生活，获得性满足。

性高潮不单是指躯体上的满足，而是躯体上和心理上的整体反应。残疾人由于身体上的缺陷，常存在情感压抑、缺乏信心、退缩、多疑，内心渴望而不善主动表达自我的想法，因为身体不完善而不敢爱，所以心理调适很重要，克服内心的自卑，不要过分压抑自己的需求，才能更好地体会性爱带来的欢愉。由于残疾人在性生活中存在不同程度的不便，可以尝试不同的体位，找到方便可行的方式；性满足不只是传统一般性活动才可达成，替代性活动如按摩、接吻、乳房刺激等"非生殖器"性活动一样可以带来性兴奋与满足。

## 2. 聋哑人和盲人怎样获取性知识、进行性生活？

**小困惑？**

聋哑人和盲人怎样获得性知识，他（她）们能像正常人一样过性生活吗？

**专家释疑**

聋哑和失明本身并不影响性活动，多数性功能异常是由于心理因素和缺乏性知识引起的。

由于躯体条件所限，许多聋哑人缺乏必要的性知识，导致了许多性生活方面的问题。据统计，单纯失聪或聋哑者根据口形最多只能理解1/4的语言内容，自幼失聪的人，不能熟练掌握唇语，他们所能理解内容就更少。人类的性行为多是后天习得，聋哑人常难以获得性知识。在聋哑儿童的成长过程中，有意识地进行性卫生知识教育，可以很大限度地弥补这一缺陷，如采用图片、影视资料等方法，有条件者可进入残疾学校，接受科学合理的教育与训练。聋哑人虽然在行动上没有限制，但往往缺乏正常的社会交流，孤独和抑郁感可能导致心理障碍，进而引起性功能异常。因此，还需注重对聋哑人心理辅导，使他们明白在婚姻生活中，虽不能通过言语来表达感受，肢体语言和眉目交流一样可以表达情感。

人类的多数信息来源于视觉，在性行为中视觉也十分重要。先天失明者缺乏视觉的概念，可能导致性体验有一定缺陷。成年人失明后由于生活的不便、自尊心受损害、抑郁和孤独感等，均可通过精神心理作用进一步影响性活动。在机体的调节下，盲人的听觉和触觉会代偿性地增强，可以在一定程度上弥补失明带来的缺陷，因此，先天失明者在性行为过程中可重视抚摸、亲吻过程，以提升性快感。

## 3. 脊髓损伤者能否获得性满足？

### 小困惑？

因脊髓损伤瘫痪在床的人，性功能受到损害，还能否获得性满足呢？

### 专家释疑

脊髓损伤者，因其受损部位和严重程度的不同，病症表现亦不同。损伤平面以下的躯体感觉和运动能力全部丧失称为完全性脊髓损伤，亦叫截瘫；如果损伤平面以下仍保存有一定的功能，则为不完全脊髓损伤。

阴茎勃起类型通常分为 3 种：心因性勃起是有关性内容的听觉、视觉以及思维、想象等刺激大脑皮层引起的勃起；反射性勃起是通过直接刺激生殖器及其邻近器官引起的勃起；夜间勃起是男子在睡眠中无意识的阴茎勃起。脊髓损伤者只要未伤及勃起中枢，都有可能勃起。高位截瘫者缺乏心因性勃起，直接刺激其生殖器及其邻近器官导致反射性勃起，但持续时间短暂，且缺少生理上的快感；低位截瘫可产生心因性勃起，其持续时间虽较反射性勃起长，但是勃起总是不完全的。与传统观念不同的是，勃起功能的有无与性高潮的快乐并不完全相关，因为性高潮是大脑的一种体验，是一种生理上和心理上的综合反应。夫妻间的性生活并非只有单纯的生殖器的接触，尝试多种感情交流的途径，通过进行非生殖器性活动，如爱抚、手淫等，同样可达到夫妻间的性满足。

女性在脊髓损伤后，阴道润滑和盆腔充血可有不同程度降低，部分人会丧失性高潮，但一般仍能同配偶进行性生活。女性脊髓损伤后仍可有规律地排卵和出现月经，甚至可以受孕并妊娠。

##  4. 四肢残疾患者该怎样进行性生活?

### 小困惑?

我曾经遇到一场意外,虽保住了生命却失去了双臂,给性生活带来极大的不便,怎样才能弥补这一缺陷呢?

### 专家释疑

四肢残疾对性功能并没有直接影响,只要性器官没有损伤,就和正常人一样具有性欲、性功能以及生育能力。

手在性爱活动中手扮演着重要角色,可以传递和接受性爱信息,如爱抚、拥抱、自慰乃至性交,都离不开手。上肢残疾者,由于手的残缺甚至失去双臂,给性爱活动带来很多的不便。性生活中,可以通过口唇对伴侣敏感部位进行刺激,如亲吻、用唇刺激乳头、口交等或利用躯体其他部位的接触、摩擦,都可以给夫妻间的欢爱带来调味、增加性兴奋度。四肢伤残的男子会导致传统的男上位性交方式完成困难,可以尝试其他的性交方式,例如女上位,也可采用侧卧位等等。性交的方式多种多样,只要夫妻密切配合,全身心投入,在不断的尝试磨合中获得最佳的方法,即使失去双臂,也能拥有和谐愉悦的性生活。

## （四）
# 药物与性

 **1. 什么是春药?**

 **小困惑?**

世上真有春药吗，它的成分和原理是什么，真的像小说里面描述的那么神奇吗？

**专家释疑**

春药是能够促进性欲产生、增强勃起程度、延长性交时间以及提高性快感的一类药物，也被称为壮阳药、助性剂等。人类千百年来都在研究和找寻春药，但目前尚未发现一种既安全、又能适用于所有个体的性兴奋剂。

过去由于认识的局限，民间相信"以形补形"，使用雄性动物的生殖器来增强性功能，然而这并没有科学依据，主要起到心理安慰作用。"伟哥"可以增加阴茎的血流量，对勃起功能障碍的患者疗效好，但不具有诱发性欲的作用，也不能明显改善正常人的勃起强度和性交时间。还有一些违禁药品，如"印度神油"是一种局部麻醉剂，可以降低龟头和阴茎的敏感度从而延缓射精，但长期使用可能引起阴茎麻木与性快感缺失。"西班牙苍蝇水"是斑蝥的浸出液，服用后经尿液排出时会刺激尿道，激发阴茎勃起，但此药安全范围窄，使用不当会导致急性肾功能衰竭。海洛因、大麻等成瘾性毒品可让人产生富有刺激性的幻想，增强各种精神感觉，但吸毒违法且危害显而易见，这些毒品影响机体内分泌和神经系统，最终会严重损害吸食者的性功能。

## 2. 伟哥的药效和适用人群以及副作用有哪些?

 **小困惑?**

伟哥被吹捧得很神，所有人都适合用伟哥吗? 有没有副作用?

### 专家释疑

伟哥是一种磷酸二酯酶抑制剂，具有扩张血管的作用，它可以选择性地作用于阴茎，增加进入阴茎海绵体的血液量，有效地产生或增强阴茎勃起。伟哥对大部分心理性、器质性以及混合性勃起障碍均有效，但对严重的器质性勃起功能障碍效果不佳。伟哥口服使用简单方便、疗效确切，耐受性好，目前已经成为勃起功能障碍患者治疗的一线药物。但伟哥并不能诱发性欲，也不能明显改善正常人的勃起强度和性交时间，其作用的前提是要有足够的性刺激，方可有改善勃起的作用。

任何药物均有一定的副作用，服用伟哥后常见的副作用有头痛、消化不良、面部潮红、鼻塞、尿道感染、视觉改变、皮疹等。但大多不良反应程度较轻，停药后可自行缓解，因此易被患者接受。伟哥可增强硝酸酯类药物的降压作用，合用时会导致低血压发生，因此伟哥严禁与任何剂型或剂量的硝酸酯合用。伟哥是处方药，切勿自行购买服用，应当在医生的指导下使用。

## 3. 饮酒助性的说法有道理吗？

**小困惑？**

我有一次饮酒后的性生活体验特别棒！民间有"饮酒助性"的说法，这种说法有道理吗？

**专家释疑**

人类酿酒已有数千年历史，酒对性功能的影响自古以来就受到人们的关注。"饮酒助性""酒后乱性"是人们对酒精类饮料的普遍看法，认为酒精具有催情和增强性功能的效果，民间也有饮用药酒"壮阳"的习惯。而现代医学深入的研究却得出相反的结论：酒精对人类的性功能具有负面影响。

酒精对神经系统的作用是：先兴奋后抑制。少量饮酒的确能减轻疲劳，在心理上感到放松、轻快，对自我的性行为和性心理（如性焦虑、性紧张、内疚、怯懦、自卑）都能有一定的调节和缓解作用。但若饮酒量达到一定程度，酒精会抑制中枢神经系统，干扰性冲动刺激的神经反射途径，抑制男性阴茎勃起，也会抑制女性的性唤起。而长期酗酒，还可造成体内性激素水平紊乱，导致性功能障碍。临床观察发现，长期嗜酒的慢性酒精中毒者中，男性约有50%、女性约有25%患有性功能障碍。酗酒女性常见的性功能障碍包括性欲抑制、性高潮障碍、性交疼痛和阴道痉挛。男性则多出现阴茎勃起障碍、早泄、性欲减退。

# 环境、营养、生活方式与性健康

（一）饮食与性健康
（二）居室环境与性健康
（三）日常习惯与性健康

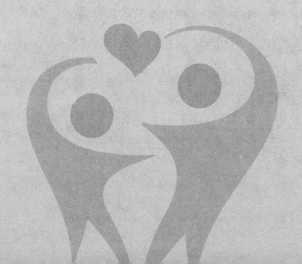

# （一）

# 饮食与性健康

**1. 均衡饮食与性健康。**

### 小困惑？

民以食为天，饮食和健康密切相关，什么样的饮食有助于性健康？是哪些营养成分在起作用呢？

### 专家释疑

均衡合理饮食对维持正常性功能有着重要的作用，对性欲、性反应和性行为有重要的影响。性生活中，在精神欲望得到满足的同时，有着大量物质的耗损，即消耗一定的精力、体力和营养物质。要补充这些耗损，最基本的就是合理增加营养。

食物中有多种营养成分对性具有重要作用，比如：

蛋白质：含有人体所需要的多种氨基酸，它们参与包括性器官、生殖细胞在内的人体组织细胞的构成，如精氨酸是精子生成的重要原料，且有提高性功能和消除疲劳的作用。大豆制品、鱼类均含有较多的精氨酸。

脂肪：人体内的性激素主要由脂肪中的胆固醇转化而来。另外，脂肪中含有一些精子生成所需的必需脂肪酸，必需脂肪酸缺乏时不仅精子生成受到影响，还会引起性欲下降。适量脂肪的摄入，还有助于维生素 A、维生素 E 等脂溶性维生素的吸收。从性功能的维护角度看，人们应适当摄入一定量的脂肪。鱼类、肉类、蛋中含有较多的胆固醇，适量摄入有利于性激素的合成。

维生素：维生素 A 和维生素 E 有延缓衰老和避免性功能过早衰退的作用，且对精子的生成和提高精子的质量具有重要的作用。动物肝脏、蛋类、乳制品、鱼肉、胡萝卜、番茄等富含维生素 A，谷胚、蛋黄、豆类、坚果、芝麻中含有大量维生素 E。维生素 C 对性功能的维护也有积极作用。各种蔬菜、水果含有大量维生素 C。

矿物质：锌是参与性激素合成、精子发育的重要成分；硒可拮抗镉、铅、铜、汞等元素的毒性作用，防止其对生殖系统的损害；锰参与机体代谢过程以及胆固醇的合成，缺乏时会导致性功能异常。

性功能的维持需要多种营养成分和微量元素。没有一种食物可以直接提供所有的营养成分，饮食单一、偏食、挑食势必会影响营养均衡，长期如此会影响身体健康，自然也会影响性功能。

## 2. 茶、咖啡、可可对性功能的影响是什么呢？

**小困惑？**

我有长期饮茶的习惯，茶有一定兴奋作用，对性功能有影响吗？咖啡和可可呢？

**专家释疑**

茶、咖啡和可可是世界三大无酒精饮料，都具有兴奋、提神功效。茶原产于我国，由茶树叶制成；咖啡发源于非洲，是由咖啡树的种子——咖啡豆烤制而成；可可发源于美洲，由可可树的种子——可可豆制成，可可豆也是制作巧克力的原料。三大饮品所含兴奋性物质种类基本一致：茶碱、咖啡因、可可碱等，只是含量不同。茶碱主要存在于茶叶中，咖啡因主要存在于咖啡和茶叶等饮料中，可可碱主要存在于可可和茶叶中。茶碱、咖啡因和可可碱的化学结构和药理作用基本类似，都属于甲基黄嘌呤类药物，具有兴奋中枢神经系统、松弛平滑肌、利尿的功效，但各自的功效又略有不同。茶碱松弛平滑肌、利尿的效果更明显，咖啡因神经兴奋作用更确切，而可可碱的各种效果均较弱。由于这三大饮品可以兴奋神经、消除疲劳，还可提高机体对性刺激的感受和反应能力，因此对于机体的性功能具有一定益处。

### 3. 吃海鲜会导致不孕不育吗？

**小困惑?**

我和家人都很爱吃海鲜，但是听说长期吃海鲜会引起不孕不育，这是真的吗？有什么科学依据？

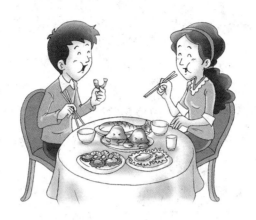

**专家释疑**

　　海鲜味道鲜美且营养丰富，运输和储存技术的发展打破了地域的限制，各地的群众都可以享用到美味的海鲜，海鲜也越来越受人们的青睐。但是长期、大量食用海鲜也是有害的。

　　近年来，海洋污染日益严重，主要包括铅、镉、汞等重金属，农药等，这些有害物质可被生物摄入体内却很难代谢或排出，逐渐在体内聚集，并会随着食物链不断积累和放大，最终生物体内的污染物比海洋中的要高出很多，称为"生物富集"作用。人类进食鱼贝等海鲜时会摄入很多有害物质，许多重金属元素会对生殖功能造成伤害，例如：铅会直接损伤生殖细胞，引起精子质量下降，如精子过少、精子无力症及精子畸形率明显升高；镉会影响睾丸的供血而造成损伤，并且抑制精子运动；汞会导致性欲减退以及阴茎勃起障碍等。因此，海鲜虽美味，进食要适量，避免暴食或长期食用。

**4.饱餐后不宜过性生活吗?**

**小困惑?**

我和妻子在异地,见面的机会不多,我们很珍惜在一起的时光,见面后少不了一顿大餐,酒足饭饱之后便迫不及待地进行夫妻生活,可是常常事后感觉胃里不舒服。听朋友说饱餐后不宜进行性生活,是这样吗?

**专家释疑**

人在饱食后,胃肠道活动骤然增加,人体便会自动调配更多的血液到胃肠道里去帮助消化,这时分配到生殖器官的血液量相对减少。性生活时,性器官的最大特点就是广泛充血,所以,若在饱餐后马上过性生活,便会出现胃肠道与性器官争夺血液的情况,因此胃肠道就会因供血不足而导致蠕动减慢,甚至会影响整个消化系统的功能。长此下去,胃部就容易出现饱胀、疼痛等不适症状。因此,在饱餐后最好不要马上过性生活。

 **5.哪些微量元素在性健康中起到至关重要的作用?**

**小困惑?**

一些保健品说可以补充微量元素、改善性功能,哪些微量元素对性功能影响较大呢?

微量元素在人体内的含量虽不多，却是人体内酶、激素、维生素、遗传物质的重要组成部分，参与维持和调节生命代谢的过程。同样的，微量元素对于维护性健康非常重要。其缺乏或过量都会影响性功能。

　　一些微量元素缺乏可引起性功能障碍，例如：

　　锌：锌主要集中于睾丸、附睾和前列腺等器官中。精液内含量特别丰富。锌对性器官和性机能的正常发育十分重要。动物实验证实，缺锌可致生长发育迟缓、睾丸萎缩、生殖功能降低或不育，即使有精子产生并能受精，其流产率也很高，并易引起子代先天畸形。人类缺锌可产生类似性功能低下症状。

　　硒：人体85%以上的硒存在于精浆中，精子计数与精液含硒量呈显著正相关。精浆中的硒过低时精子数目减少，活动度下降，精子无力症发生率增高。硒具有拮抗镉、铅、铜、汞等元素的毒性作用，可防止有毒元素对生殖系统的损害。

　　锰：参与多种酶的合成和激活，是代谢过程中不可缺少的因子，也参与胆固醇的合成。胆固醇是性激素的前体，缺锰可影响性激素的合成，从而干扰性机能。动物实验显示：雄性动物缺锰会出现睾丸变性、曲细精管退行性病变、附性器官萎缩、性欲减退、精子成熟受阻、精子减少，甚至无精子。对于雌性动物可致卵巢功能紊乱，性周期不规则、生育力降低、习惯性流产及乳汁分泌不足等问题。

　　在均衡饮食的情况下，微量元素一般不会缺乏，无须额外补充。某种微量元素缺乏时，可在医生指导下补充。

另外，一些微量元素过多时具有生殖毒性作用，如：

铅：铅对人体有毒，可影响机体的内分泌，且损伤生殖细胞和性功能。历史上认为罗马帝国的灭亡与铅有关，因为铅可引起男子不育。

铁：机体铁含量过多时，性腺及生殖系统受到严重干扰，可致生殖器发育不良、睾丸萎缩、性机能减退、第二性征发育不良、毛发脱落、月经过少或无月经。

镉：少量镉即可对机体产生毒害作用，对生殖系统的作用尤其明显，镉可以损伤睾丸、抑制精子运动。

## 6. 可乐能杀精吗？

### 小困惑？

我是一名体育运动爱好者，在日常体育运动后我总喜欢喝一两瓶可乐，这个习惯已经持续很多年了，但最近我在网上看到有新闻说可乐可能对男性的精子有杀伤作用，不知道这是不是真的？

### 专家释疑

要想了解可乐是否有杀精的作用，我们可以先了解一下可乐中含有哪些成分：可乐中99%以上的成分是含有二氧化碳的糖水，还有一种不到1%的所谓"神秘成分"，而据2000年欧洲食品科学研究院透露，"神秘成分"包括野豌豆、生姜等植物的提炼物、过滤物和染料。换句话说，可乐最多的成分其实是水，然后是糖，还有微乎其微的添加成分，并且主要是植物提取物。在1985年哈佛医学院的一项实验中，实验者将冷冻的精子加入三只装有可乐的试管中，结果观察到精子数量减少，因此有了可乐能影响精子活性的说法，但在 1987 年，洪传岳教授用更为缜密的实验验证了不同成分的可乐不影响精子的活性，该实验在《人体毒物学》杂志上发表。所以，相比于吸烟、饮酒和环境等因素，可乐对人体精子的影响微乎其微。当然，长时间大量饮用可乐等碳酸饮料会导致肥胖甚至糖尿病，所以也需要加以限制。

## 7. 食用韭菜是否能壮阳？

### 小困惑？

我平常特别喜欢在烧烤的时候吃韭菜，在一次和朋友吃饭的过程中，朋友告诉我吃韭菜有壮阳作用，所以吃韭菜要适量，这个说法有依据吗？

###  专家释疑

韭菜时常被人们称为"壮阳神药"可能与其含有锌有关，目前的实验证明锌有促进雄性的生殖器官发育和维持精子活性的作用，但这与"壮阳"的作用有很大的区别，同时韭菜的锌含量实际上并不高，100 克韭菜里仅有 0.43 毫克左右的锌，与瘦肉、猪肝等食品相比相差很大。也有另一种说法说韭菜的壮阳作用与其含硫化合物有关，不过目前尚未有研究证明其对我们生殖系统有影响。虽然在《本草纲目》中有提起韭菜具有"益阳"的作用，但这个"阳"是指人体之阳气，并不是代表男性的生殖能力，所以韭菜能壮阳一说是不存在的。

# （二）
# 居室环境与性健康

 **1. 居室的颜色、灯光与性功能有关系吗?**

**小困惑?**

　　我和女友已经订婚了，正准备装修婚房，卧室的装修有什么秘诀吗？怎样的环境更有助于进行夫妻生活？

**专家释疑**

　　卧室是夫妻二人专属的私密空间，也是性生活的主要场所，创造卧室的美好环境，营造一个浪漫的氛围非常重要。初婚的洞房采用淡红色调较为合适，因为淡红色属于暖色，可以给人带来欢快、喜庆、典雅、温和的感觉。如果从长远来考虑而不仅限于新婚时期，最好多照顾一下妻子的爱好，因为妻子的性动机更容易受环境影响。有人提出这样的原则：热情开朗的妻子应选择柔和、细腻的软色彩，如米黄色；温柔恬淡的妻子应选欢快明朗的色彩，如橙色，即色调所体现的风格应与妻子的性格特征相反，这样的颜色能促使妻子更加全身心地投入性生活，激发、调动她不轻易流露的丰富情感。

卧室的灯光也有讲究。男性对视觉刺激非常敏感，妻子动人的身体会令他们迫不及待；而女性对隐秘的安全的心理需求比男性要高得多，太亮的环境反而不适合她们全身心地投入。卧室里适当放置一些可以调节明暗的吊灯、壁灯或台灯，在性生活的时候可以传递一种温柔的情调，营造梦幻般的氛围。有的夫妻讲求浪漫，用彩色蜡烛创造出一种忽明忽暗、跳跃不止的情调，为生活增添一抹情趣。

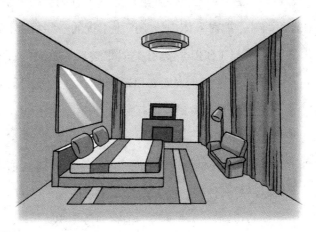

**2.房屋装修与性健康。**

 **小困惑?**

房屋装修会影响生育吗？怎样才能避免装修带来的危害？

**专家释疑**

房屋装修对生殖健康的危害主要有以下几个方面：

装修材料中的甲醛不仅是可疑致癌物，还会引起妇女月经紊乱。当室内空气中甲醛浓度达 0.24~0.55 mg/m³ 时，40% 的育龄女性会出现月经不规则；当空气中甲醛浓度达到 1.5~4.5 mg/m³ 时，有 47.5% 的育龄女性出现月经异常，主要表现为经量减少和痛经。

油漆、涂料和胶黏剂易造成苯污染，妊娠期妇女长期吸入苯易引起流产和胎儿发育畸形，育龄妇女吸入苯后月经异常的发生率也明显升高。

装修材料中常会含有一些"环境内分泌干扰物"，顾名思义，就是存在于环境中、能对人体内分泌产生干扰的一些物质。例如，邻苯二甲酸丁基苄酯（BBP）具有类似雌激素的效应，对雄性有生殖、发育毒性。动物实验表明，BBP 影响雄性大鼠的睾丸大小并导致精子产生量显著减少；孕期接触 BBP 后，生下的幼鼠隐睾发生率显著增加。

此外，建筑、装修材料如大理石等可能存在放射性物质超标的问题，严重时易导致流产、胎儿畸形及不孕。

那么，如何减少和避免装修污染带来的危害呢？

首先，选用合格的装饰材料，符合国家规定的有害物质限量。其次，新买的家具要暂缓使用，待有害物质挥发后再用，最主观的指标就是进入房间后没有明显的异味。另外，房间的通风很重要，可以更换室内污浊的空气，充足的阳光还能抑制病原微生物的生长。最后，入住之前最好做个室内环境检测，以避免对家庭成员的健康损害。

## 3. 长期处于噪声环境会影响性功能吗?

**小困惑?**

我在一个噪声比较大的环境中工作,现在常常勃起不够完全,所以我想问噪声会影响性功能吗?

### 专家释疑

噪声泛指嘈杂、刺耳的声音。当今社会中,噪声污染主要来源于交通运输、工业噪声、建筑施工以及其他社会噪声等。各种噪声充斥在我们生活的周围,对人体的危害很大:不仅直接损害听力,还会诱发高血压、心脏病和一些神经系统疾病。除此之外,很多人不知道的是,长期处于噪声环境中还会严重损害男女的性功能。

噪声干扰睡眠,使人急躁不安,严重时可引起神经衰弱症候群,如头痛、头晕、耳鸣、记忆力衰退等,不仅降低生活质量,还会导致内分泌紊乱,进而影响男女的性功能。

男性长期在噪声环境中生活,其性功能趋于减弱,在90分贝以上的高噪声环境中,性功能会发生紊乱,而更高的噪声则可导致精子不液化而无法射精,甚至发生阳痿。

长期处于噪声环境中的女性,其月经功能紊乱、痛经、自然流产的发生率明显升高。对于孕妇,噪声引起母体的应激反应和激素变化,会间接影响到胎儿,导致胎儿体重下降,强噪声还会直接刺激胎儿,引起胎心率改变。

# （三）

# 日常习惯与性健康

**1. 经常使用电脑、手机等电子产品会影响性功能吗？**

**小困惑？**

现代人已经离不开手机、电脑等电子产品，特别是青年人，长期使用电子产品会对生育造成潜在的影响吗？

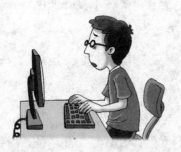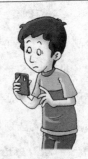

**专家释疑**

电子产品的普及在给我们的生活带来很大便利的同时，也给我们的生活带来一系列问题。

电子产品产生的电磁辐射会对免疫、内分泌、生殖系统等产生干扰，严重时可能会导致男性精子的数量和质量下降，增加胎儿患各种疾病的风险，甚至降低人们的"性"趣。

过度使用电子产品，还会影响夫妻关系。智能手机和平板电脑等常伴我们身边，甚至在与配偶相处时也难以放下手中的电子产品，手机已经成为夫妻间的"电子情敌"。全国妇联一项调查显示，晚上玩移动电子产品频率越高的人，婚姻幸福感越低。因此，专家呼吁"每天关机1小时，多与家人相处"。

##  2. 同房前不宜洗热水澡吗？

**小困惑？**

我和老公喜欢在同房前洗个热水澡，这样既能清洁身体，也能让我们的身体放松下来，可是在网上看到同房前不宜洗热水澡，有什么科学依据吗？洗澡应该注意哪些问题？

**专家释疑**

出于卫生方面的考虑，许多夫妻在性生活之前，喜欢先洗个热水澡，然而这样做可能有害健康。主要原因有以下几方面：

首先，热水会引起皮肤血管广泛扩张，使血液大量积存在皮肤内，造成内脏器官的血液供应量减少。若在此时进行性生活，由于性器官需要骤然充血，这就会引起血液调节上的矛盾，妨碍性生活的正常进行。同时，达到性高潮时，整个人体紧张而兴奋，心跳、呼吸都会加快，这些情况都会增加人的心脏、脑组织等重要脏器的氧耗，而此时心、脑部位供血的相对不足，使人易出现头晕、乏力等症状。另外，在洗完热水澡后，人体的肌肉和神经都会进入一种舒缓松弛的状态，易使人产生睡意，若此时过性生活，重新调动起充分放松的肌肉、神经，会消耗掉人体比平时更多的能量，使人感到疲乏。

夫妻若在性生活前喜欢洗热水澡，应注意以下几点：①洗澡时间应尽量控制在 5 分钟以内；②若想享受浪漫的双人浴，最好将洗浴移至性生活过后；③若夫妻喜欢长时间地泡热水澡，最好在洗澡后先睡上一觉，待体力恢复后再进行性生活。这样既能达到洗浴的目的，又能使性生活更加温馨和美满。

###  3. 吸烟会影响性功能吗？

 **小困惑？**

大家都知道吸烟有害健康，吸烟会影响性功能吗？

**专家释疑**

吸烟是很常见的社会现象，它与许多疾病和健康问题密切相关。吸烟会损伤血管，引起小动脉硬化和狭窄，从而降低阴茎勃起时动脉血流量，引起勃起功能障碍。烟龄越长、吸烟量越多者勃起功能低下的发生风险越大。此外，烟草中的尼古丁还会导致性欲下降。一项对 393 对夫妇的调查显示，不吸烟男性的性生活满意度高于男性单方吸烟或夫妇均吸烟者。戒烟有助于性功能恢复。

## 4. 穿紧身裤会影响生育吗?

### 小困惑?

我喜欢穿紧身裤，周围很多青年男女都在穿。听说紧身裤对性功能有影响，是这样的吗?

### 专家释疑

长期穿过紧的裤子，是不利于身体健康的。

对于男性，穿紧身裤会对阴囊与睾丸造成过紧束缚、压迫，不利于睾丸局部血液循环，可造成睾丸淤血而影响精子生成。除此之外，紧身裤透气性较差，散热不良，引起阴囊局部温度升高，而作为制造精子的器官，睾丸对热很敏感，阴囊的温度一定要比体温低 1~1.5 ℃，生精过程适宜温度是 35.5~36 ℃，这是精子产生的必要条件。若男性平时不注意保护自己的要害部位，使其长期处于高温环境中，可造成精子生成障碍，影响精子的数量和质量。

女性穿紧身裤，不利于外阴部湿气蒸发，湿润的环境会给细菌和真菌繁殖创造有利条件，容易引起发炎，尤其是真菌性炎症，还会带来一些难闻的体味，给女性带来心理和身体上的痛苦。

## 5. 辐射会影响生育吗?

### 小困惑?

许多人对辐射谈之色变，辐射对生育的危害很大吗? 手机和微波炉等日常电器产生的辐射需要警惕吗?

**专家释疑**

自然界中的一切物体，只要温度在绝对零度以上，都在时刻不停产生辐射，并非所有的辐射都对人体有害。人们要正视辐射的存在，避免随意夸大其危害。

根据辐射能量的高低，可将辐射分为电离辐射和非电离辐射。

电离辐射包括部分紫外线、X 射线及 α、β、γ 射线，其能量高，有明确的致癌作用，与接受辐射的剂量有关。人们在日常生活中很少接触这类射线。自然界中存在极少量天然的电离辐射，人类自身的修复能力可以平衡掉其造成的伤害。医院的 CT、X 片、放疗等存在一定量电离辐射，但正常的检查、治疗剂量都是安全的，所以不必担心。需要注意的是，孕妇应避免放射性检查，因为快速生长发育的胎儿对辐射的敏感度很高。

非电离辐射的能量较弱，包括无线电波、微波、红外线、可见光及紫外线等。我们生活环境中的非电离辐射广泛存在，天然的如太阳光；人为产生的像电灯、Wi-Fi、微波炉、通信信号等，其强弱程度与电器功率呈正比。非电离辐射不会直接致癌，低强度辐射即使长期接触也不会对人体产生有害影响，包括孕妇和婴儿。Wi-Fi、通信信号、家电产生的辐射强度都在安全范围内，且随着距离增加辐射强度迅速减小，无须担心其危害。长期接触高强度非电离辐射可能导致神经衰弱症候群，表现为头昏、失眠多梦、记忆力衰退、乏力等症状，严重时会干扰内分泌、生殖系统等功能。在日常生活中，虽然单一电器产生的辐射都在安全范围之内，但各种电器尽量不同时使用，家电之间保持一定距离，以免辐射的叠加。手机在信号较弱的地方以及电话接通瞬间产生的辐射较强，可以使用耳机通话，在信号差的地方尽量少用手机。

##  6. 如何做好私处护理?

**小困惑?**

我是女性，总觉得私处会有些气味，该怎样清洁呢? 广告上说"洗洗更健康"，可很多人说清洗液不能随便用，哪种说法正确? 男性是否也需要私处护理呢?

**专家释疑**

有的女性很困惑，私处总有一股难闻的气味，即使每天洗澡也不能完全去除，不但自己能闻到，还担心被周围的人察觉。这是因为私处太"闷热"，潮湿的环境滋生细菌，产生了这些气味。穿宽松、棉质的裤子和内裤，勿久坐，及时更换卫生巾可改善这一情况。女性酸性的阴道分泌物具有抑制细菌生长的作用，过度清洁反而会适得其反，破坏自身的保护系统，因此，日常用清水冲洗外阴即可，避免使用强效的私处清洗液。

男性的包皮下易藏污纳垢，包皮垢的长期刺激可引起慢性炎症，还可能有潜在的致癌风险，其中的病原微生物也会影响妻子的身体健康。因此，男性洗澡时应翻起包皮认真清洗，有包茎或包皮过长的，可咨询医生是否需手术治疗。

## 7. 自慰会影响夫妻生活吗?

### 小困惑?

在结婚之前我一直有自慰的习惯,而现在我刚和老婆结了婚,我感觉自己一时半会儿很难改掉这个习惯,不知道这会不会影响我们的夫妻生活?

### 专家释疑

自慰是一种正常的生理现象,主要的方式是手淫,有国外的研究表明超过 92% 的男性进行过手淫。自慰可以帮助我们释放性能量,消除性压抑,以使身体和精神达到更好的状态。通常情况下在结婚和拥有性伴侣后,因为有了性活动,自慰的次数会逐渐减少,但存在较大的个体差异。正常的手淫不会对夫妻生活产生影响,而且适当的自慰在夫妻双方出现性需求不匹配的时候还能起到一定的补偿作用,有时候在性生活中互相为对方手淫反而能增加性生活的情趣。但是,在过度手淫或者对手淫行为产生心理障碍的情况下有可能会影响到夫妻生活,主要包括这几种情况:①过度的手淫降低了阴茎表面尤其是龟头的灵敏度,使性阈值升高,导致性生活中不易满足;②对手淫产生心理障碍,如恐惧和逃避,会导致早泄和阳痿等性功能障碍。所以我们需要正确认识手淫,辩证地对待,加强伴侣间的沟通和理解,以取得性生活的幸福和满足。

# 十一
## 性传播疾病

## （一）

# 性病是"魔鬼"

### 1. 性病是什么？包含哪些疾病？

**小困惑?**

我最近发现自己生殖器上面出现了一些红肿的突起，我这是怎么了？不会是感染了性病吧？

**专家释疑**

性病其实是一个很广泛的概念，它指的是主要通过性接触或者类似性行为以及间接接触传染的一组疾病，主要有淋病、梅毒、尖锐湿疣、生殖器疱疹、非淋球菌性尿道炎等常见疾病以及软下疳、性病性淋巴肉芽肿等罕见疾病。此外，还有一些既可通过性交，也可以通过其他途径传染的疾病，如疥疮、传染性软疣、阴虱、滴虫病、乙型肝炎、甲型肝炎等20多种疾病。当然，还有无人不知的艾滋病。

性病对人体健康的危害是多方面的。感染性病后假如不能及时发现并彻底治疗，不仅会损害人的生殖器官造成不育，有一些性病还可以损害人的心脏、脑等人体重要器官。男人患性病时症状有以下几种：腹股沟淋巴结肿大、外阴溃疡、外阴有疣状物、全身皮肤发疹、尿道有分泌物等。

受中华传统文化的影响，国人一直是谈"性"色变，而随着性观念的开放，谈"性"色变也被赋予了新的内涵，不再是难以启齿的"性交"，更多的是对"性病"的惶恐。其实性病并不可怕，只要对其有充分的认识，就能做到避免与处理。

## 2. 哪些人群是性传播疾病高危人群？

 小困惑？

我之前感情一直不稳定，换过好几次男朋友，自己每次有性生活也不怎么注意卫生。这次怀了宝宝去医院检查，医生说我是性传播疾病高危人群，这是什么意思啊？

专家释疑

有不洁性行为、更换性伴侣频繁者皆是性传播疾病（STD）的高危人群，如卖淫者、吸毒者、婚外恋者、同性恋者及性病患者的性伴等。随着社会对同性恋的逐步了解和接纳，同性恋者数量明显增多，无保护措施的男男性行为比男女之间的性行为更易传播疾病。尽管在国家大力禁毒的情况下，仍然有人铤而走险，为寻求刺激而涉毒。由于涉毒人员大部分是小集体吸毒，静脉吸毒共用针头从而导致性病相互感染或传播的情况也较为常见。此外，极少数人群还可能会通过输血、使用血液制品、妊娠与分娩、进行人工授精、使用医疗器械和接触污染物等渠道而发生间接传播、感染。

但是，并不是说有性接触就一定会得性病。性病虽然有时表现得不明显，但是只要我们对它有充分的了解，一旦觉察就能发现病情，彻底治疗。当然，最好洁身自爱，避免高危性行为。

### 3. 公厕坐马桶时垫纸能防性病吗？

**小困惑？**

我自己有洁癖，每次在公共厕所上厕所都会垫纸，听说这样还可以防止性病，这是真的吗？

**专家释疑**

依照目前的医学资料来说，马桶传播性病的可能性微乎其微。那性病传播的途径有哪些呢？性病传播的方式有间接接触传播、母婴垂直传播，但最主要的还是性接触传播，也就是性交。不滥交、洁身自好，才是抵御性病的撒手锏。

性病传播的必要条件是生殖器官或肛门里有足够多的细菌残留。要知道，性病的病原体是无法在马桶圈这种环境下长时间生存的，没有人类提供生长环境和营养，它们无法存活，就更别说还能繁殖出足以使人得病的病原体数量。

尽管马桶上确实存在许多细菌，但也没有大家想的那么夸张。即便是有细菌，只要是没有伤口，细菌也休想突破人类皮肤的大门；但要是遇到马桶圈上有水珠，最好还是擦拭干净，水珠中残留的细菌可能不是一个两个，也许就是一个细菌军团。所以，有洁癖的朋友们实在是无法忍受的话，垫张纸就好啦。但是最关键的，还是要做到便后洗手，否则沾染了细菌的双手再接触食物之后，拉肚子也许就难免啦。

 **4. 感染性病的孕妇需要注意些什么？对胎儿有没有影响？**

### 小困惑？

我这次终于有了宝宝，去医院检查时，医生告诉我患了性病。怎么会这样？我需要注意什么吗？对宝宝有影响吗？

### 专家释疑

应该明确就算是正常孕妇在怀了宝宝之后，性生活也应该慎重，更别说是感染了性病的孕妇。除了保持外阴清洁，孕妇更应该进行系统的治疗。一般认为是在宝宝还没有感染的情况下对母亲进行治疗。若是妊娠合并梅毒，应该尽早治疗，首选青霉素，治疗孕妇梅毒并降低婴儿感染先天性梅毒的风险。

有75%以上的胎儿因为母亲梅毒急性感染而发生宫内感染，所以孕早期确诊感染是降低风险的关键。在怀孕期任何阶段感染若不治疗或是治疗不充分都可能发生胎儿感染。在怀孕16周前胎儿感染的概率还是不大的，此时治疗，可完全预防先天性梅毒的发生。在孕晚期，因为严重的母体感染，会增加流产、死产、新生儿死亡等潜在的风险。关注孕期动态超声检查是排除胎儿是否有梅毒感染合并结构发育异常的关键。

## 5. 性病病原体筛查在产前检查中是必要的吗?

### 小困惑?

我是农村的,这次怀了宝宝本来打算在村镇医院检查一下就好了,但是想着好不容易怀上了宝宝,还是到大医院做了产检。但是医生要求我做性病病原体筛查。我自己平时也就和老公有过性关系,肯定不会有感染啊,但医生非要我去检查。这个性病病原体检查是必要的吗?

### 专家释疑

性病病原体检查在产前检查中是很有必要的,通过产前病原体检查可以确定有没有疾病,以便进行相应的处理,采取积极的治疗措施。通常性病病原体检查分为两大类:一种是血液检测,一种是分泌物检测。血液检测是针对艾滋病、梅毒的检查,分泌物检测主要是针对衣原体、支原体等病原体引起疾病的检查。孕妇产前病原体诊断,不仅是对自己的健康负责,更是对宝宝的健康负责。

## 6. 性病的预防比治疗更重要吗?

### 小困惑?

我平时和老公感情特别好,考虑到老公的需要,我们每次同房都不戴套。结果这次去医院检查医生说患了性病,还说是因为预防没有做好,现在治疗起来很棘手。难道性病预防比治疗还重要吗?

**专家释疑**

在性病的治疗原则里面，一直强调预防的重要性。预防性病比治疗更有价值，从根源上杜绝性病的发生，才能更好地享受"性"福生活。在性病的预防中，一般分为两步。首先是树立良好的性观念，由于性病主要是依靠性行为来传播，所以远离不洁性行为可以很大程度上杜绝性病。夫妻之间在没有生殖需求的时候，还是选择戴套性交，虽然性快感会有些许减弱，但安全更重要。再就是一定要定期检查，一旦发现感染性病，应该是双方同时治疗并且短时间内不可再同房。性病并不可怕，只要做好预防，就能很大程度上将性病"拒之门外"。

## 7. 患性病后应注意些什么?

**小困惑?**

我平时和老公感情不怎么好，好几次我怀疑他在外面有女人了。但是每次他与我同房，还要提出不戴安全套的要求，我也答应了没有反抗，结果这次医院体检发现自己患了性病。我该怎么办? 得了性病后应该注意什么?

**专家释疑**

对于性病强调的还是预防，但是如果真的不幸得了性病，一定要采取措施，在医师的指导下进行系统治疗，针对不同的病原菌采取不同的治疗方案。还强调的是，夫妻双方应同时进行治疗，一旦一方发现患有性病，另一方都是患性病的高危人群。患者应该加强自身锻炼，增强抵抗力，不与他人在患病期间发生性行为，按照医嘱正确处理，并树立健康心态。若是在妊娠期间发现患有性病，还应该同时检查宝宝有没有相应的异常表现，再结合检查结果决定宝宝的"留"与"流"。

# （二）

# 梅毒

1. 梅毒是什么，传播途径有哪些？

**小困惑？**

我们单位每年都有定期体检，但这次结果出来，我居然患了梅毒。我怎么可能得了梅毒呢？它有哪些传播途径呀？

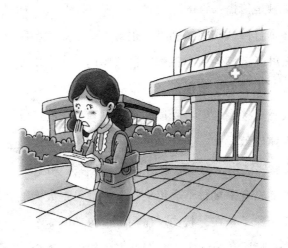

**专家释疑**

梅毒是由梅毒螺旋体引起的侵犯多系统的慢性性传播疾病。梅毒螺旋体几乎可累及全身各器官，产生各种症状和体征，临床表现复杂，并可通过胎盘传染给胎儿，导致流产、早产、死产和先天梅毒疾病，危害极大。

根据传播途径不同，梅毒分为获得性梅毒（后天梅毒）及胎传梅毒（先天梅毒）。获得性梅毒根据病程分为早期梅毒和晚期梅毒。早期梅毒包括一期梅毒、二期梅毒及早期潜伏梅毒，病程在2年以内；晚期梅毒包括三期梅毒及晚期潜伏梅毒，病程在2年以上。一期梅毒主要表现为硬下疳及硬化性淋巴结炎，一般无全身症状；二期梅毒主要表现为皮肤黏膜损害（如各种皮疹、扁平湿疣、梅毒性白斑、脱发等），典型的为皮肤梅毒疹；三期梅毒主要表现为永久性皮肤黏膜损害（结节性梅毒疹、梅毒性树胶肿），并可侵犯多种组织器官（骨梅毒、眼梅毒、心血管梅毒、神经梅毒等），严重者危及生命。

性接触是传播梅毒的主要途径，但并不是唯一途径，要知道还有母婴垂直传播和间接感染。正常人的皮肤、黏膜具有一定的抵抗力，可以抵御各种有害物质进入体内。一旦皮肤正常的防御能力被攻破（如表皮破损），与带有梅毒螺旋体的浴具、衣物等接触，或者直接接触患者受损的皮肤黏膜，就有可能使梅毒螺旋体进入人体导致发病。因此，梅毒患者应注意个人及公共卫生，便前、便后要洗手，勿用他人物品，以免害人害己。

与梅毒患者手接触不会传染？不，这可是大大的认知误区。梅毒的皮疹除了长在冠状沟、皮沟、龟头和阴囊上外，有的也会长在指头、嘴唇和眼睑内。一期梅毒的创伤面里含有很多梅毒螺旋体，梅毒螺旋体可从破损的皮肤黏膜进入人体，就有可能传染给他人。其实很多人不知道自己手上有小的损伤，这样与梅毒患者握手也会很容易"中招"。就算皮疹没有长在手上，梅毒患者小便出来没有洗手便与人握手也会造成麻烦。因此，梅毒的化验单上医生会标上危险的字样，以防检验人员职业传染。

　　使用避孕套就能完全隔绝性病？这是人们常见的一种认知误区，因为这些"杀手"除了存在于生殖道分泌液，还可以出现在各种体液中。以梅毒螺旋体为例，大量螺旋体存在于皮肤黏膜损害表面，也可见于唾液、乳汁、精液、尿液中。从破损的皮肤黏膜进入人体之后，数小时即侵入附近淋巴结，在 2~3 日经血液循环播散全身，大约经 3 周的潜伏期，在入侵部位发生初疮，这是一期梅毒。此后机体产生抗体，螺旋体大部分被杀死，硬下疳自然消失，进入无症状的潜伏期，此即一期潜伏梅毒。如果在 6 个月到 2 年内又复发者称为二期复发梅毒。值得说明的是，使用避孕套确实会降低性病发病风险，所以每一次性爱之前记得戴好避孕套，既可保护你的爱人，也是降低性病发生率的一种重要举措。

## ❓ 2. 丈夫（妻子）患有梅毒对夫妻生活有影响吗？

 小困惑？

　　我和老公关系最近不太好，老公经常晚上不回家，大早上回来倒头就睡，问他干什么他说去打牌了。结果他们单位最近体检，我偷偷发现检查结果里面显示的是他梅毒指标阳性。天啊，他平时还要求和我同房不戴套，这对我会有影响吗？

专家释疑

　　若是丈夫患有梅毒那么夫妻生活肯定还是会受到一定影响的。首先，夫妻之间切记不能在梅毒螺旋体完全清除之前发生性行为，否则不仅会加重感染扩散病菌，还很有可能传染给另一方。其次，夫妻之间其中一人患有梅毒，就会给夫妻关系带来芥蒂，此时双方应该齐心协力一起帮助患者摆脱梅毒的"骚扰"，要知道梅毒的传播途径除了直接的性接触，也有可能是间接接触。此外，还应该让梅毒患者尽快接受系统的"脱梅"治疗，早发现早治疗才是治疗梅毒的关键。

　　由于梅毒的治疗难度较大，如果不尽早治疗，到了晚期症状会更加严重。梅毒的早期症状包括生殖器部位出现无痛性硬结并且迅速溃烂，伴有一些诸如发烧等周身不适。因此，一旦发现此类症状就需要引起注意，及时检查和排除梅毒的可能。

　　梅毒的治疗以西药治疗为主。针对潜伏期、早期以及一二期的梅毒，西药治疗的效果还是不错的，西药治疗梅毒，关键在于抗梅毒螺旋体治疗，临床上一般选用青霉素进行治疗，效果较好。

　　虽然患有梅毒对夫妻双方之间的生活会有一定的影响，但这种影响也是暂时的，夫妻双方应该齐心协力。"战胜"梅毒，离不开相互之间的信赖与帮助。

## 3.梅毒感染症状消失，天下太平？

**小困惑？**

我一直都是在传统家庭长大的，也一直没有做过越轨之事。结果上次医院检查发现自己得了梅毒，后来才知道是被老公传染了。后来我们离婚了，但是自己的身体也被梅毒螺旋体侵蚀得非常难受。经过医院的一系列治疗之后，自己终于摆脱了困扰，之前那些溃烂的皮肤也长好了，这是不是就意味着我已经安全了呢？

**专家释疑**

对于梅毒的检测主要还是依据实验室检测结果，包括以下3项：病原学检测、梅毒血清学检测、脑脊液检测。

有些患者在感觉症状消失后就不再治疗，也不去医院复查的做法是不对的。因为治疗梅毒远不像想象那样简单。梅毒治疗的标准不仅是临床的治疗，即症状、体征消失，而且还要达到血清学治疗，即血清中梅毒螺旋体消失。

梅毒虽然"治疗"较快，如给予驱梅治疗，症状和体征会消失得很快，但血液中的梅毒螺旋体依然存在，如不进行有效治疗，一期梅毒可发展为二期梅毒，或潜伏多年后才发病。这时患者可暂时不出现症状，但仍可传染给其他人，而且日后发生神经系统损害的比例远高于得到有效治疗的患者。因此，得了梅毒，不仅要及时治疗，更要有效治疗。

有些患者认为只要注射或服了抗生素，梅毒螺旋体就会一扫而光，不用去看医生，这种想法显然是不对的。梅毒和肺炎虽然都可以用抗生素治疗，但因两者的致病菌不同，所以在抗生素的品种选择、用药剂量、用药间隔等方面都有所不同。梅毒螺旋体每30~33小时繁殖1次，因此要选择敏感的、血浓度维持时间长、注射次数少的青霉素，如苄星青霉素。

在治疗后的2年内还应进行定期随访（临床＋血液检查）：第1年，每3个月复查1次；第2年，每半年复查1次。总之，在治疗上要坚持。如果有再发倾向，须再进行1个疗程的治疗。这样才能彻底和梅毒说"拜拜"。

##  4. 妊娠合并梅毒应该如何处理?

### 小困惑?

我和老公努力了多年，这次终于怀上了宝宝。但是最近产前检查我才发现自己居然患了梅毒，医生说这是怀宝宝之前就得了的。我该怎么办？宝宝会离开我吗？

### 专家释疑

妊娠对梅毒的病程影响不大，但是梅毒对妊娠危害严重，梅毒螺旋体可以通过胎盘传给胎儿。自妊娠2周起，梅毒螺旋体即可传染给胎儿，引起流产。妊娠16~20周后梅毒螺旋体可以通过感染胎盘播散到胎儿所有器官，引起死胎、早产、低出生体重儿、先天梅毒等。

梅毒对于妊娠的影响如此之大，故所有孕妇均应在首次产科检查时行血清学检查；对妊娠 20 周后出现死胎者也应该行血清学检查；对梅毒高危孕妇、梅毒高发区孕妇以及孕早期梅毒阳性孕妇在孕晚期（孕 28~40 周）和分娩时均应再次筛查。对于妊娠合并梅毒的治疗，以青霉素治疗为主，治疗的目的在于治疗孕妇梅毒，或是预防、治疗先天梅毒。妊娠期梅毒，包括未治疗者，均非剖宫产指征，分娩方式根据产科指征确定。

对于分娩前已接受规范抗梅毒治疗，治疗反应良好，并且排除胎儿感染的可以进行母乳喂养。对于新生儿应进行相关检查以确诊或排除先天梅毒，如妊娠期 24~26 周超声检查、胎盘或脐带处显微镜检查、婴儿血清或脑脊液检查。

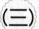

# （三）

# 淋病

**1. 淋病传播途径有哪些?**

**小困惑?**

　　我之前有过不洁性行为，最近感到下腹疼痛且白带增多，所以去医院做了检查，结果医生告诉我得了淋病。这是什么病? 对我影响大吗?

**专家释疑**

　　淋病是一种性病，也是一种传染病，它的传播途径有很多种。这种疾病在传染病当中很常见，而且淋病确实对人们的生活影响较大，详细了解淋病的病情状况，才可以更好地控制淋病的发生，所谓知己知彼，百战不殆。那么，淋病的传染途径有哪些呢?

　　（1）性接触传播。主要是通过性交或其他性行为传染。淋病患者是传染源，性接触是淋病的主要传播方式，传播速度很快，而且感染率高，感染后3~5天即可发病。感染人群中以青少年为主。

（2）间接传播。若是正常人身体有伤口，且接触了患者的含有淋菌分泌物的衣裤、被褥、床单、浴盆、浴巾、马桶、卫生纸等物品，有可能造成感染。

（3）母婴传播。主要是指妇女在怀孕期间，甚至是怀孕前已经感染淋病。此时如果胎儿经阴道生产，眼睛会被阴道分泌物污染，出现淋菌性结膜炎。

## 2. 淋病症状是什么？

**小困惑?**

我最近尿痛难忍，和老婆爱爱的时候也会不舒服，后来查出是得了淋病。但是我没啥症状，淋病会有哪些表现呢？

**专家释疑**

淋病的表现症状男女是有别的，这主要是男女性泌尿生殖系统的解剖结构不同导致的。男性的尿道长而狭窄，一旦感染淋球菌发生炎症，尿道黏膜会出现水肿、化脓，因此很快会出现尿频、尿急、尿痛等急性尿道炎的症状。另外，早期病变在下尿道，如果不及时治疗或者机体免疫力下降，淋球菌可以一直向后蔓延，还可引起前列腺炎、精囊炎、附睾炎等病变。

女性尿道较短且比较宽广，因此虽然感染了淋球菌之后也会出现化脓、水肿等症状，但往往症状相对于男性患者来说较为轻微，甚至可以表现出没有症状。无症状淋病也具有传染性，也是造成淋病蔓延的重要原因之一。女性的淋病主要侵犯宫颈、尿道旁腺等，常表现为白带增多、下腹部坠胀及轻度尿道炎等症状。如果再向上蔓延，便可引起盆腔炎、子宫内膜炎、输卵管炎等病变。

　　儿童淋病多发生于3~7岁的幼女，多为间接感染。由于女童泌尿生殖道开口大，男童泌尿道开口小，因此男童淋病发病率也相对较低。

## 3. 淋病应当如何治疗？性伴侣该如何处理？

### 小困惑？

　　老婆告诉我她的生殖道不舒服，我才发现自己也有类似的症状。我去医院检查才知道自己得了淋病，肯定是那一次惹出的祸。我该不该告诉老婆呢？我又该怎么治疗呢？

### 专家释疑

　　淋病分为急性淋病与慢性淋病，相对而言慢性淋病的治疗时间较长。由于不洁的性生活或者毛巾、衣物等的传染，使人很容易感染淋病，痛苦不堪。急性淋病发作一般3~10天，表现为生殖器流脓、红肿、尿痛尿血等，有不洁性生活者一旦出现上述症状便可确诊为急性淋病。淋病虽然让人感到非常痛苦，但也是有法可治的。一定要早期诊断，早期治疗。同时留意有无衣原体、支原体或（和）其他性病感染。

　　（1）药物治疗：必须尽早足量。一般可服用氧氟沙星（过敏者不可用），每次0.4克（4粒），每天上下午各服1次，连服五六天症状即可大幅减轻。接下来每天服用价格便宜一些的诺氟沙星，每天10粒单剂量，直到痊愈。遵医嘱。

（2）体育锻炼：既可增强血液循环，将药物更快地送到病变部位，又可以增强免疫力和抵抗力。此间不应该吸烟喝酒，更不要有性生活。同时每天应该多喝水，增加泌尿系统排尿，可以在一定程度上将病菌更多地排出去。

（3）外部消毒：可以用碘伏等消毒杀菌溶液清洗生殖器，去除分泌物，保持清洁与干燥。另外，还应该注意衣物不要与其他人的衣物混洗，防止感染他人。

成年人患淋病之后，应要求其性伴侣进行检查和治疗。在症状发作期间或确诊前2个月内与患者有过性接触的所有伴侣，都应该做淋球菌和沙眼衣原体感染的检查与治疗。在对患者的治疗未完成以及本人或者性伴还有症状时，应避免性交。

### 4. 妊娠合并淋病应该如何处理？

**小困惑？**

　　我老婆最近特别崩溃，她年龄有点儿大了，好不容易怀上了宝宝却发现自己得了淋病。我知道可能是我的缘故，我不知道该怎么面对她，更不知道怎么面对宝宝！我该怎么处理我老婆的这种情况？

**专家释疑**

新生命的诞生对于一个家庭的重要性是不言而喻的，当错误已经发生，请用接下来的时光尽心爱护家人，用爱来弥补那些过错。对于淋病，在诊治上还是强调筛查的重要性。免疫力低下、性生活混乱、外伤等均是淋病的危险因素。对有高危因素的孕妇在首次产科检查时应进行淋病奈瑟菌筛查，若孕晚期高危因素仍持续存在应再次筛查。在淋病的筛查中，男性急性淋菌性尿道炎涂片检查有诊断意义，对女性应进行淋球菌培养，有条件的地方可采用基因诊断（聚合酶链反应）方法确诊。

妊娠合并淋病是很危险的。对于宝宝而言，由于孕妇妊娠期盆腔血供增加及免疫功能降低可使播散性淋病感染风险增加，而引起胎儿窘迫、死胎、早产、出生低体重。据统计，在未治疗的患者中，约有1/3的婴儿在自然分娩过程中眼睛被软产道分泌物感染，出现新生儿眼炎，若治疗不当可发展成角膜溃疡、角膜穿孔，甚者引起失明。对于孕妇而言，淋球菌沿血液系统播散会引起流产、胎膜早破、绒毛膜羊膜炎等。由于分娩时软产道损伤、产后抵抗力差，产褥期淋病奈瑟菌易扩散，引起产后子宫内膜炎、输卵管炎，严重者导致播散性淋病。

对于妊娠期淋病，可在孕期及分娩后治疗孕妇及新生儿。妊娠期患淋病的孕妇首先应选择药物治疗，而不是选择人工流产。因为在淋病未治愈时，人流手术必然会造成子宫内创伤，易致淋菌侵入子宫腔，进而造成盆腔感染。还会造成炎症扩散，导致输卵管不通，进而继发不孕。在药物治疗中，最常用的药物为青霉素，如普鲁卡因青霉素肌注，注射前口服丙磺舒，延长作用，以增强疗效。

患播散型淋病感染的孕妇，可先用大剂量青霉素静脉注射，改氨苄西林肌注。在淋病治疗中，强调夫妻同治，并应坚持每月复查，以确定治疗效果。所有分娩后的治疗与妊娠期方式相一致，但更强调对于新生儿的保护。淋病孕妇所生的新生儿应用 0.5% 红霉素眼膏局部用药预防新生儿患淋病性结膜炎。

## （四）
# 非淋球菌性尿道炎

### 1. 什么是非淋球菌性尿道炎？

**小困惑？**

我之前不小心得过梅毒，治好了之后我觉得应该没什么了，也就继续正常生活了。结果这次去医院又说我得了非淋球菌性尿道炎。这是什么我都没听过。

**专家释疑**

非淋球菌性尿道炎（NGU）是由性接触传染的一种尿道炎，它在临床上有尿道炎的表现，但在尿道分泌物中查不到淋球菌。由于女性在患病时不仅有尿道炎的症状，还可以有子宫颈炎等生殖道的炎症，因此，仅仅称之为尿道炎显得不够准确，而将其称为非特异性生殖道感染（NSGI）。

## 2. 非淋球菌性尿道炎与淋病区别在哪里？

### 小困惑？

医生说我得了非淋球菌性尿道炎，这个病和淋病有啥不一样呢？

### 专家释疑

非淋球菌性尿道炎与淋病这两种疾病都是性传播疾病，但是由于它们的名字有些相像，因此总有人会把这两种病混为一谈。那么它们之间究竟有哪些不同呢？

（1）非淋球菌性尿道炎发病较为缓慢，传染后1~3周或更久才会发病。可怕的是，有40%的人群患病之后不会表现出任何临床症状。淋病多在传染后1~3天内急性发作。

（2）与淋病不同，非淋球菌性尿道炎患者分泌物涂片白细胞内无革兰氏阴性双球菌，组织细胞培养为沙眼衣原体或解脲支原体。

（3）非淋球菌性尿道炎症状轻而持续时间长。非淋球菌性尿道炎无全身症状，典型症状为尿道刺痒伴尿急、尿痛，有轻度或无排尿困难。尿道分泌物少或无，多数为稀薄黏液，有时仅为痂膜封口或裤裆污秽。症状可持续数月之久。淋病常在2~3个月后症状自动消失。

（4）导致发病的病原体不同。非淋球菌性尿道炎的病原体是沙眼衣原体和支原体、白色念珠菌、阴道毛滴虫等，而淋病的病原体是淋病双球菌。

（5）发病时症状不同。非淋球菌性尿道炎的临床症状是分泌物呈乳白色，以慢性尿道炎的形式表现出来；淋病的开始症状是自尿道口流出大量的黄色脓性分泌物，以急性尿道炎的形式表现出来。

两者相似但是区别也很明显，应该明确两者之间的不同，加以鉴别诊断，以采用不同的方法进行治疗。

###  3. 非淋球菌性尿道炎的治疗原则是什么?

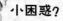 **小困惑?**

医生告诉我得了非淋球菌性尿道炎，说是治疗比较麻烦。应该怎么治疗呢?

**专家释疑**

治疗原则一：患者应遵循按时、按量治疗。因为非淋球菌性尿道炎的治疗不同于淋病能够做到短期足量治疗，非淋球菌性尿道炎治疗服药次数多且持续时间长，患者容易忘记服药，或者1~2天后症状基本消失而停止服药，影响疗效引起复发，此时不应急于更换药物。

治疗原则二：非淋球菌性尿道炎的治疗不应滥用抗生素。绝大多数青霉素药物对衣原体、支原体均无效，一般不应使用。磺胺类药物对衣原体有效而对支原体无效，链霉素、大观霉素对衣原体无效而对支原体有效，庆大霉素、新霉素、多黏霉素对衣原体无效。

治疗原则三：性伴侣如有感染应同时治疗。当患者未经治愈与性伴侣性交时，病菌会由未经治疗的性伴侣再次传染给患者。要明确，有40%的非淋球菌性尿道炎患者可是没有一点儿临床症状的。所以，在非淋球菌性尿道炎的治疗过程中，除了患者本身，其性伴侣的治疗也是相当重要的。

## 4. 非淋球菌性尿道炎会影响性功能吗？

**小困惑？**

我觉得尿道不舒服，尤其是和老婆过性生活的时候特别痛，自己也不自信了。到医院检查后医生说我得了非淋球菌性尿道炎，这个会影响性功能吗？

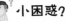

**专家释疑**

由于患有非淋球菌性尿道炎后：早期尿道口红肿发痒及轻度刺痛，随后尿道有黏液排出，数小时后有脓性或脓血性分泌物，排尿时有疼痛，夜间因发炎易引起痛性勃起；或者阴茎系带、龟头、阴蒂、阴道口等性敏感点红肿，使性感觉迟钝，性高潮难引出。非淋球菌性尿道炎患者往往也会因为内心自卑而影响性功能。对于这些情况，首先还是应该做到积极处理，去医院采取正确的医疗方式进行治疗，其次就是在患病期间尽量不与性伴侣同房，以减轻对自己和性伴侣的伤害。此外，应该树立正确的信念，摒除自卑心态，焕发应有的活力。

# （五）
# 艾滋病

 **1. 艾滋病到底是什么？**

**小困惑？**

我平时都在乡镇医院做体检，这次因为怀了宝宝就到大医院来检查，结果在排队时，边上一个妹妹一直在哭，说是患了艾滋病，我们也听过这种病，但不知道是什么，很严重吗？

**专家释疑**

获得性免疫缺陷综合征（AIDS）又称艾滋病，是由人类免疫缺陷病毒（HIV）引起的。HIV可通过T细胞损害、破坏人的免疫系统，使得多个器官出现机会性感染及罕见的恶性肿瘤，最终导致死亡。HIV可存在于感染者的精液、血液、阴道分泌物、眼泪、尿液、乳汁、脑脊液当中。

艾滋病患者及HIV携带者均有传染性，传播途径主要有以下3类：一是性接触传播，包括同性、异性及双性传播；二是血液传播，如吸毒者共用注射器，接受HIV患者血液、血制品，接触HIV感染者的血液、黏液等；三是母婴传播，HIV在妊娠期能通过胎盘传染给胎儿，或分娩时经软产道及出生后经母乳喂养传染给新生儿。

从感染HIV到发展成为艾滋病的潜伏期长短不一，短至几个月，长达17年，平均8年。艾滋病可大致分为急性HIV感染、无症状感染和艾滋病期3阶段。急性期：主要表现为发热、咽痛等上呼吸道感染症状，检查可见颈、枕及腋窝淋巴结肿大及肝脾大。无症状期：临床上一般无特殊表现。艾滋病期：主要表现为HIV相关症状、各种机会性感染（如口腔白假丝酵母菌感染、肺孢子菌肺炎、肺结核等）及肿瘤（如卡波氏肉瘤、淋巴瘤）。

艾滋病的诊断标准：

（1）急性期：患者近期内有流行病学史和临床表现，实验室检查HIV抗体由阴性转变为阳性或仅有实验室检查HIV抗体由阴性转为阳性。

（2）无症状期：有流行病学史，无任何临床表现，HIV抗体阳性。

（3）艾滋病期：有流行病学史，HIV抗体阳性，加上下述各项中任何1项均可。

①原因不明的38 ℃以上持续不规则发热，超过1个月；②慢性腹泻次数多于3次/日，持续时间超过1个月；③6个月内体重下降10%以上；④反复发作的口腔白假丝酵母菌感染；⑤反复发作的单纯疱疹病毒（HSV）感染或带状疱疹病毒；⑥肺孢子菌

肺炎；⑦反复发作的细菌性肺炎；⑧活动性结核或非结核分枝杆菌病；⑨深部真菌感染；⑩中枢神经系统占位性病变；⑪中青年人出现痴呆；⑫活动性巨细胞病毒感染；⑬弓形虫病；⑭青霉菌感染；⑮反复发生的败血症；⑯卡波氏肉瘤；⑰淋巴瘤。

##  2. 艾滋病预防比治疗更重要。

### 小困惑？

自从知道自己得了艾滋病，我感觉一切都完了。自己偶尔会上网查一下相关的资料，总说是因为预防不当造成的。预防有那么重要吗？

### 专家释疑

对于艾滋病，预防比治疗更为重要。从艾滋病的传播途径来看，首先应做到的就是洁身自好，只与一个性伴侣发生性行为，并在性爱时做好清洁。在献血时应再三检查是否是一次性针头，不与他人共用。再就是自身身体不适并发现出现艾滋病相应症状时，应立即前往医院就诊并接受系统化的治疗。同时在艾滋病的治疗中也强调对性行为双方同时进行治疗。艾滋病很可怕，但是只要我们加以防范并最大限度地引起重视，就可以在很大程度上将其拒之千里。

## 3. 艾滋病的治疗方法有哪些?

**小困惑?**

我之前去医院体检被告知得了艾滋病，医生说要让我积极配合治疗。艾滋病的治疗方法有哪些呢?

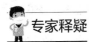

**专家释疑**

对于艾滋病，目前尚无治愈的方法，主要是抗病毒治疗及一般对症处理。

（1）抗病毒治疗，可以最大限度地抑制病毒复制，从而保持和恢复免疫功能，降低病死率和 HIV 相关性疾病的发病率，提高患者的生活质量，减少艾滋病的传播。目前，临床上多选用核苷类反转录酶抑制剂、蛋白酶抑制剂、非核苷类反转录酶抑制剂。联合用药（鸡尾酒疗法）可增加疗效。

（2）免疫调节药物，可选用 α 干扰素、白细胞介素 2、丙种球蛋白及中药制剂等调整免疫功能。

（3）对于常见并发症采取对应的措施处理。

## 4. 妊娠合并艾滋病应该如何处理?

**小困惑?**

我真的快崩溃了。这次终于怀上了宝宝，结果去医院检查才知道妊娠合并艾滋病。我该怎么办? 孩子可以留下来吗? 他会患病吗?

**专家释疑**

人类免疫缺陷病毒与艾滋病相互影响。妊娠对于艾滋病来说，妊娠期因免疫功能受抑制，可能加速 HIV 感染的病程，迅速发展成为艾滋病。HIV 可通过胎盘、产道、产后母乳喂养传染给胎儿或是新生儿。当 HIV 感染或发展成为艾滋病时，不但增加了妊娠并发症而且可能增加围生儿感染率。建议所有孕妇应在首次产科检查时进行艾滋病筛查，对有高危因素的孕妇应在孕晚期（<36 周）再次筛查。

对于已确定的 HIV 感染的孕妇，选择终止妊娠或是继续妊娠，应根据孕妇个人意愿决定。要求终止妊娠者，应尽早手术，以减少妊娠期并发症的发生；要求继续妊娠者，应采取措施阻断妊娠期、产时、产后的母婴传播。

### 5.如何帮助艾滋病患者树立正确的价值观和社会观？

**小困惑?**

我之前因为肝病做过一次手术，术中大出血输血 2000 mL。不久后单位体检居然查出我有艾滋病，我一向清白怎么会得这种病呢？现在老公对我不理不睬提出离婚，不知怎么走漏了风声，现在全单位都当我是瘟神，怎么办？我感觉人生都毁了。

**专家释疑**

所有人都应该正确认识艾滋病。艾滋病虽然可怕，会侵蚀人脆弱的生命，但是明确它的传播途径，洁身自好只与固定的性伴侣发生性关系，并且在每次享受之前做好清洁与安全防护措施，平日的生活中不与别人共用浴巾、不共用针头，便能够在很大程度上杜绝艾滋病的发生。

艾滋病患者并不代表着污秽、淫乱。很多艾滋病并不是通过不洁性行为传染的，而是输入 HIV 感染的血液造成的。采血站在采血时，也许采集的是艾滋病患者的血液，但是由于病毒具有一定的窗口期，所以在采血时并不能检测出来，因而被当作了安全的血液向医院提供，而医院再输注给患者时，也许病毒已经恢复了活性，受血患者也就这样无辜地患上了艾滋病。所以艾滋病患者本身也是受害者，他们比任何人都更需要我们的理解与关爱。

艾滋病并不可怕，而真正可怕的是人们的排斥与议论。当病毒还没有破坏患者身体时，人们的非议对艾滋病患者的心灵就已经造成了创伤，这种心灵的打击比病毒还要猛烈。只有人们真正地理解艾滋病，才能慢慢融化他们竖起的心墙。艾滋病患者在社会属性上与我们并没有任何区别。我们大家都应该享受一样的待遇，我们能担当的工作他们一样也可以！与艾滋病患者共进晚餐，相互拥抱亲吻并不会传染疾病，我们应该张开双手去拥抱他们，关爱他们，与他们一同抵抗恶魔！

 6. 我们应该如何对待艾滋病患者？

 小困惑？

最近在课堂上我们学习了艾滋病，以前一直以为艾滋病患者离我们很远，但现在了解到他们其实可能就在我们身边，那么我们该如何去对待他们呢？

**专家释疑**

  中国艾滋病患者的发病率自 2012 年起呈逐年增长趋势，截至 2017 年 3 月 31 日，全国报告现存活艾滋病毒感染者／艾滋病病人 691098 例，所以艾滋病患者离我们并不遥远，相反，他们和我们一直共同生活着。因为艾滋病主要通过性行为、血液和母婴的方式传播，传播渠道比较局限，且 HIV 病毒体外灭活比较容易，所以日常的接触如握手、吃饭和交流等行为并不会传播艾滋病。因此，首先面对艾滋病患者我们需要做到的是尊重，不去歧视和排斥他们，在与他们的交往中保持自然和礼貌。其次，如果你发现你身边的亲属或朋友患有艾滋病，可以适当地引导他们，保持积极乐观的心态，正确看待疾病，及时就医治疗，这对艾滋病患者控制和治疗疾病有很大的帮助。最后，多去关心和帮助他们，给他们信心和勇气走出疾病带给他们的困扰和难关。